CURABILITÉ

DE LA

PHTHISIE ET DES SCROFULES

APPUYÉE SUR DES

PREUVES AUTHENTIQUES.

OUVRAGES DU MÊME AUTEUR.

Éducation physique des jeunes filles, ou Hygiène de la femme avant le mariage. Paris, 1 vol. in-8°.

Treatise on physical education specially adapted to young ladies. Deuxième édition; in-8° de 600 pages. Londres; ou

Traité d'Éducation physique à l'usage des jeunes personnes. Deuxième édition, 600 pages. Londres.

On Growth or health and diseases of youth. De la croissance, ou de la santé et des maladies du jeune âge. In-8°. Paris.

On Spinal Deviations, ou Lettres à sir Benj Brodie sur les déviations spinales et les moyens les plus convenables à employer dans leur traitement. Londres, in-8° avec planches.

Sur la chlorose, ou Maladie du sang chez les filles pendant l'époque de la puberté. In-8°.

Essai sur les maladies communes aux femmes. In-12. Londres.

Du traitement et de la guérison des maladies nerveuses locales par la méthode endermique, extrait du *Continental Review*. Londres, in-8°.

Mémoire sur la laryngite aiguë, etc., etc., etc.

Mélanges de médecine et de chirurgie anglaise, etc.

Sur le traitement du cancer, et des diverses méthodes escarotiques, on new Treatment of malignant diseases and cancer. Londres, in-8°.

Londres et les Anglais des temps modernes. 2 volumes in-8°.

IMPRIMERIE DE HENNUYER ET Cᵉ, RUE LEMERCIER, 24.
Batignolles.

CURABILITÉ

DE LA

PHTHISIE ET DES SCROFULES

APPUYÉE SUR DES

PREUVES AUTHENTIQUES,

PAR

A. M. BUREAUD-RIOFREY,

DOCTEUR EN MÉDECINE DE LA FACULTÉ DE PARIS,
MEMBRE CORRESPONDANT DE L'ACADÉMIE IMPÉRIALE DE MÉDECINE
ET DE CHIRURGIE DE SAINT-PÉTERSBOURG ;
DE L'ACADÉMIE DEI LINCEI, A ROME ; DE L'ACADÉMIE ROYALE DE MÉDECINE
DE MADRID,
DES SOCIÉTÉS D'ÉMULATION ET DE STATISTIQUE DE PARIS,
DES SOCIÉTÉS MÉDICALES D'ÉDIMBOURG, DE WESTMINSTER, LONDRES,
DE LISBONNE, MARSEILLE, GAND, BRUGES,
BOULOGNE, ETC., ETC., ETC.

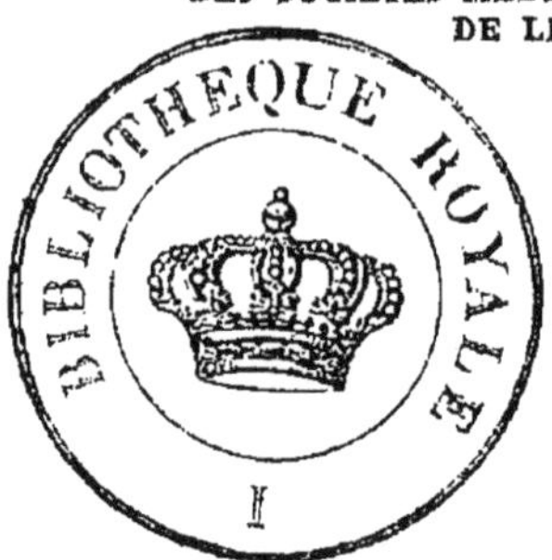

Curandum est ante omnia.
SYDENHAM.

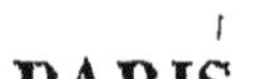

PARIS

GERMER-BAILLIÈRE, LIBRAIRE-ÉDITEUR,
17, RUE DE L'ÉCOLE-DE-MÉDECINE.

LONDRES,

BAILLIÈRE, 219, REGENT STREET.

1847

1846

AVANT-PROPOS.

Le préjugé médical et populaire qui dit la *phthisie incurable* fait aux malades presque autant de mal que la maladie elle-même. Le médecin imbu de ce préjugé ne saurait chercher une guérison à laquelle il ne croit pas ; ses malades sont alors abandonnés au hasard.

J'ai entrepris d'ébranler et de détruire le préjugé de l'*incurabilité* de la phthisie. Je n'ai pas l'honneur d'être le premier dans cette noble entreprise, mais, en suivant cette carrière, j'entre dans une nouvelle voie. J'apporte à l'appui de ma conviction des preuves, non-seulement aussi concluantes que celles des anatomistes, mais des preuves plus consolantes. En effet, il y a une contradiction apparente à parler d'une phthisie *guérie* dans le moment même où l'on fait *l'autopsie* de l'individu déclaré guéri.

Les travaux des anatomistes sont toujours le fondement inébranlable de la cure certaine de la phthisie. Mais pour élever une thérapeutique rationnelle sur cette base, il faut prendre la nature sur le fait de guérison. Aussi je ne prouve pas la guérison de la phthisie à l'aide des morts, je la prouve surtout à l'aide des vivants. Je ne dis pas que tel individu mort a été guéri de phthisie à une époque antérieure, mais je présente les exemples de vrais phthisiques guéris, vivants et bien portants encore aujourd'hui.

Avant tout, il faut guérir, et pour guérir il faut imiter la nature dans ses cures : ce secret n'est pas révélé par les autopsies, il peut l'être par les phthisiques vivants dont la cure authentique doit être imitée dans des cas analogues. Dans une mer pleine d'écueils ceux qui se noient ne peuvent rien dire pour faire éviter ces écueils; il faut interroger ceux qui se sauvent. C'est là ce que j'ai fait.

La curabilité des scrofules est moins contestée, je me suis borné à parler du meilleur médicament que nous possédions.

J'ai évité de citer mes malades et mes cures. Lorsqu'on attaque un préjugé funeste aux intérêts de l'humanité, on peut négliger ses intérêts personnels, ils se retrouvent plus tard dans le bien général obtenu. Je déclare donc à mes confrères que dans mon ouvrage complet sur *Le traitement et la guérison de la phthisie pulmonaire,* je donnerai place et publicité à toute observation qui servirait à détruire le fatal préjugé que je combats, comme aussi je serai heureux de signaler tout progrès obtenu dans le traitement de la maladie qui moissonne, dans l'Europe même, le quart de sa population.

LE PROFESSEUR MAYOR,

MON AMI ET MON MAITRE,

Lorsque je me suis rendu à Marseille, je ne connaissais pas le programme du Congrès ; je le reçus la veille de l'ouverture. En lisant les questions proposées, je m'arrêtai de préférence sur celle qui m'avait le plus occupé, la phthisie pulmonaire. Le voyage que je venais de faire en Hollande, aux eaux minérales d'Ems, de Wiesbaden, de Hombourg, de Bade, d'Aix-la-Chapelle et de Spa, avait donné une nouvelle impulsion à mes travaux sur cette maladie. Je visitai à ce sujet les hommes les plus recommandables des universités allemandes, hollandaises, belges : je m'instruisis auprès d'eux, comme je m'étais instruit déjà en Angleterre, en Ecosse et en Irlande. Après quinze ans de séjour et de pratique dans la métropole anglaise, où j'avais fréquemment traité la phthisie, il m'était bien permis d'avoir des vues particulières, résultat de mes observations et de ma pratique. Ces vues firent la base de mon Mémoire, œuvre imparfaite, *mais improvisée* à Marseille, et qui ne peut être considérée que comme un *essai* composé pour payer mon tribut au Congrès scientifique auquel j'assistais. Toutefois, quelque imparfait que soit cet essai, il contient le germe d'un ouvrage complet sur la phthisie, et je ne voulais pas que le mérite d'avoir rappelé les médecins à des vues plus saines et plus rationnelles fût complétement perdu. Vous savez combien il est difficile d'extirper les *préjugés médicaux.*

« Parmi les êtres qui s'appellent raisonnables par excellence, nous en trouvons peu, dit un philosophe, qui fassent usage de leur raison. Le genre humain entier est, de race en race, la dupe et la victime de ses préjugés ; méditer, consulter l'expérience, exercer sa raison, l'appliquer à sa conduite, sont des occupations inconnues du plus grand nombre des mortels : penser par soi-même est pour la plupart d'entre eux un travail aussi pénible qu'inusité ; leurs passions, leurs affaires, leurs plaisirs, leur tempérament, leur paresse, les empêchent de chercher la vérité : il est rare qu'ils sentent assez vivement l'intérêt qu'ils ont de la découvrir pour s'en occuper sérieusement ; ils trouvent bien plus commode et plus court de se laisser entraîner par l'autorité, par l'exemple, par des opinions reçues, par des habitudes. »

Ils sont rares, dit Sénèque, ceux qui pensent par eux-mêmes, mais non ceux qui se laissent entraîner par le fleuve sans savoir où ils vont : *qui fluminibus innatant, non eunt sed feruntur*. Il y a malheureusement parmi les médecins une foule qui suit sans examen celle qui la précède, et qui trouve plus aisé d'adopter des opinions toutes faites, que de s'éclairer par l'étude, par la comparaison, par le raisonnement; et c'est cette foule, flétrie par Sénèque, qui entraîne dans son cours l'opinion du public. La phthisie est incurable, dit-on, et sur cette proposition fausse, un médecin paresseux se croit dispensé d'étudier, de chercher, de tenter même d'alléger les souffrances d'un malade ou de prolonger ses jours. Il voit cependant le malade, mais quel soulagement peut-il lui apporter, lorsqu'en présence de la maladie qu'il croit et dit incurable, il s'avoue vaincu et sans ressources?

Quand on travaille sur les connaissances humaines, a dit Condillac, on trouve plus d'erreurs à détruire que de vérités à établir. Pensée affligeante, mais qui ne doit pas nous décourager. Ne savons-nous pas, en effet, que les plus grands médecins ont eu plus de peine à combattre les préjugés de leur temps, qu'à établir leurs principes et leurs découvertes? Jenner, le bon et immortel Jenner fut traité de monomane, et un membre ignorant proposa de l'exclure du club dont il faisait partie, parce qu'il le fatiguait en parlant de sa vaccine. Quelques médecins de Marseille prétendent que l'odeur infecte de la Darse n'est qu'une légère incommodité, et que les émanations de ce vaste cloaque ne sont pas insalubres!! que répondre? Vous avez apporté à ces médecins une découverte qui simplifie le traitement des fractures, ils ferment les yeux pour ne pas voir! que dire de cela? C'est que les compagnons d'Ulysse, refusant de

reprendre la forme humaine, sont l'emblème des êtres
qui, dans tous les pays, croupissent avec complai-
sance dans la fange des préjugés.

Encore une fois, faut-il se décourager ? non sans
doute. Soldats du progrès, nous devons redoubler
d'efforts pour nous tenir toujours en avant du trou-
peau médical.

Vous êtes pour moi un noble exemple ; voilà cinquante ans que vous marchez en tête des premiers
chirurgiens de l'Europe, sans vous laisser intimider
par les clameurs insensées de la tourbe : elle peut
bien embarrasser votre marche, elle peut pendant un temps vous empêcher d'avancer, mais il
n'est pas en son pouvoir de vous faire rétrograder,
car vos découvertes une fois connues appartiennent à
tous, comme les rayons du soleil.

Le mauvais vouloir, cette disposition à empêcher
d'avancer qui se manifesta chez quelques-uns de nos
confrères, me détermina à faire imprimer mon Mémoire, en conservant toutes les improvisations que
l'attention bienveillante de l'auditoire avait fait naître ;
mais, je dois le dire, ce travail porte l'empreinte de
la précipitation avec laquelle il fut composé, il ne peut
donc être considéré que comme une esquisse. Vous
l'avez remarqué, mon ami, avec la sagacité qui vous
caractérise, je ne préconise pas un spécifique, mais
une *méthode*, et cette *méthode* ne peut être suivie que
par des médecins réellement instruits. Nous serions
trop heureux, si l'exercice de la médecine se rédui-
sait à quelques spécifiques. Que de temps employé aux
études serait alors épargné! La médecine est malheu-

reusement aussi compliquée que les phénomènes de l'organisation ; c'est une *science* qui embrasse toutes les connaissances humaines, et la vie d'un homme suffit à peine pour connaître les ressources de son vaste domaine.

En écrivant à l'un des chirurgiens les plus distingués dans l'art de guérir, j'aime à montrer combien mes vues se rapprochent de la certitude chirurgicale ; aussi, pour bien préciser ce que ma méthode a de spécial, de clair, de rationnel, je ferai remarquer qu'indépendamment des trois périodes de la phthisie, période latente, période de ramollissement et de cicatrisation, période de désorganisation, la phthisie étant toujours modifiée par les diathèses constitutionnelles, l'erreur commune consiste à vouloir traiter la phthisie comme s'il n'y avait à considérer que le tubercule du poumon. Le tubercule est *l'épine* qui cause le désordre dans les fonctions pulmonaires. Mais la plaie du poumon causée par le tubercule est ou simple ou compliquée : dans le premier cas, le traitement est plus facile ; dans le second, il est plus difficile et plus long.

Dites-le-moi, vous que plus d'un demi-siècle de succès a rendu si savant, quel est le chirurgien qui guérit tous les ulcères par le même traitement ? Le tubercule dans le poumon cause des ulcères, et n'est-ce pas se montrer ignorant que de traiter un ulcère scrofuleux comme on traite un ulcère herpétique ou syphilitique ? N'est-ce pas être également ignorant que de vouloir traiter tous les ulcères du poumon par un spécifique ? Guérit-on tous les ulcères à l'aide du goudron, ou du sel de cuisine, ou d'une eau végétale? traiteriez-vous un *ulcère scorbutique* de la même manière que vous traiteriez un ulcère *fongueux?* enfin traiteriez-vous un ulcère inflammatoire comme un ulcère atonique? cela n'est pas possible. Pourquoi ne pas appliquer aux ulcères du poumon la même méthode que l'on suit avec succès pour les ulcères à la surface du corps?

En effet, pour ceux-ci, on donne issue au pus, on déterge, on emploie la compression, et l'on fait suivre un traitement spécial, selon la nature de la diathèse scrofuleuse, scorbutique, syphilitique ou herpétique. Il y a, il est vrai, des règles générales pour tous les ulcères : on ne laisse jamais séjourner le pus sur les organes, on lui fournit un passage facile, on panse souvent, on fait la compression ; on agit sur l'ensemble de la constitution, selon qu'il y a inflammation active ou atonique. Pourquoi n'agit-on pas ainsi avec les ulcères des poumons résultats des tubercules? parce qu'on est dominé par les préjugés médicaux, parce qu'on est sous l'empire de cette opinion fatale, que la phthisie ne se guérit pas.

La phthisie se guérit comme se guérissent tous les ulcères ; il faut appliquer aux ulcères des poumons les moyens reconnus utiles et curatifs. Quels sont ces moyens? l'expulsion du corps qui entretient l'ulcère, l'abstersion du pus, la compression, le traitement de la diathèse viciée, la réparation des tissus à l'aide de la nutrition. Il faut, pour qu'il y ait cicatrisation d'un ulcère, qu'il survienne des granulations, et les granulations ne sauraient exister sans éléments nutritifs : privez un arbre de suc nourricier, et vous verrez s'il présentera des bourgeons. Or, les moyens que l'on emploie tous les jours pour le traitement des ulcères externes, je les emploie pour le traitement des ulcères pulmonaires ; je présente une issue au pus, je favorise l'expulsion du pus, je fais la compression interne des poumons, et je fournis à l'économie les éléments réparateurs dont elle a besoin. Mais cela, mon ami, ne peut se faire à l'aide d'un spécifique ; toutes les ressources de la science ne sont pas de trop.

Voilà le moyen d'amener le traitement de la phthisie à l'état chirurgical, et de lui donner la certitude qu'on ne lui reconnaît pas. La phthisie est généralement traitée comme inflammation, et non d'après ses complications : à mes yeux, le traitement et la cure de la phthisie représentent une encyclopédie médicale tout entière. C'est sans contredit la maladie la plus compliquée, celle qui réclame le plus de lumières, le plus de raisonnement et surtout le plus de dévouement. Entreprendre de traiter une phthisie, c'est entreprendre une maladie plus difficile que les plus grandes opérations de chirurgie : couper, tailler et coudre sont choses faciles, en présence de la *réparation* d'un poumon ulcéré.

Dans la chirurgie vous agissez directement sur l'organe, dans la phthisie vous n'agissez que par intermédiaire ; mais la réparation du poumon est possible, car la nature produit ces réparations, et les faits qui le prouvent sont nombreux et incontestables. Un seul poumon cicatrisé suffirait pour faire chercher les moyens à l'aide desquels la nature a produit cette cicatrisation. Obligé d'écourter mon Mémoire, je ne pus citer des exemples, je les cite aujourd'hui. Vos compatriotes eux-mêmes m'en fournissent, et me font regretter de n'avoir pas complété mon voyage médical par la Suisse.

Vous êtes trop bon observateur, mon ami, pour ne pas comprendre que cet *essai*, malgré sa rédaction hâtée, n'est pas le fruit d'un moment; vous savez trop ce qu'il représente de connaissances pratiques. Il est rare que les méthodes et les systèmes sortent de la pensée, comme Minerve du cerveau de Jupiter. Cet opuscule, tout imparfait qu'il est, représente une observation longue et patiente. Pendant quinze ans, il y a eu unité dans mes études et mes travaux, tous s'enchaînent et s'éclairent. Mon ouvrage sur l'*éducation physique* me fit étudier les obstacles qui s'opposent au développement normal des enfants; le succès de cette publication me maintint dans cette ligne; l'ouvrage qui traite de la *croissance* et des maladies *du jeune âge* fut une continuation du premier. Mes études sur les moyens de greffer une constitution saine sur une constitution viciée dès la naissance, me firent constamment rencontrer la phthisie, les scrofules, les tubercules et l'hérédité des maladies.

Des Mémoires sur la gymnastique, sur la chlorose, sur la laryngite œdémateuse, me firent étudier les maladies des poumons et du larynx dans toutes les conditions. Je débutai par une thèse inaugurale sur l'*auscultation* des organes de la poitrine; ainsi, depuis mon premier pas dans la carrière médicale jusques aujourd'hui, mes ouvrages *imprimés* prouvent que cette terrible maladie a été pour moi un sujet constant d'étude : c'est que je suis bien convaincu que dans les sciences d'observation on ne doit rien au hasard, et que l'on ne doit attendre de découverte que de l'étude et de la réflexion, fille du temps. Jenner fit des expériences pendant vingt ans avant d'en parler au public. A l'instar de ce grand homme, il faut donc étudier beaucoup, observer beaucoup, réfléchir beaucoup, pour arriver à découvrir les secrets de la nature ; il faut enfin apprendre de tout le monde.

Un de mes amis, physiologiste fort distingué, M. le docteur Fourcault, dit dans un de ses ouvrages, en parlant de la guérison de la phthisie : « C'est *la méthode*, et non les moyens qui manquent. » Comme lui, j'ai compris de bonne heure que c'était une méthode qui manquait ; mais cette méthode, pour être vraie, doit embrasser ce qu'il y a de bon dans tous les systèmes. Il faut chercher dans les annales de la science *quand* on *a guéri*, et *comment* on *a guéri* ; il faut étudier, analyser ces observations de guérison ; il faut prendre la nature sur le fait, et pour cela il faut l'épier sans cesse.

Dans les recherches fastidieuses et longues auxquelles je me suis livré, je trouve des guérisons par tous les systèmes : cela surprend au premier abord, la surprise cesse dès qu'on analyse et qu'on pénètre au fond des choses. Les causes de la phthisie sont si diverses, que les médecins qui traitent au hasard ont guéri quand leur traitement s'est trouvé en rapport avec la cause et la nature de la maladie. L'absence d'une méthode qui embrasse toutes les variétés et qui réponde à toutes les complications condamne le traitement ordinaire aux chances du hasard. Sur cent phthisiques traités ainsi, est-il fort extraordinaire qu'il s'en trouve un qui soit bien traité? voilà à peu près comment les guérisons ont lieu. Or, mon ami, ce que j'ai entrepris, c'est d'arracher les phthisiques aux hasards d'un traitement, c'est de leur donner toutes les chances de guérison, chances d'autant plus nombreuses, que la méthode répondra davantage à toutes les causes, à toutes les variétés de la phthisie ; c'est de ne rien laisser au hasard, de lui arracher tout ce qu'on peut : le hasard n'est, après tout, qu'un mot imaginé pour cacher notre ignorance.

En vous écrivant, mon ami et mon maître, je me sens à l'aise : vous le simplificateur par excellence, vous qui avez épié la nature et cherché à l'imiter dans ses procédés, vous apprécierez mon travail. En médecine comme en chirurgie, la nature procède par des moyens simples et par des lois générales : c'est ainsi que vous faites dans les fractures ; vous mettez les membres dans leur position naturelle, vous ne gênez point la circulation, vous soutenez le malade dans le travail de réparation ; la nature ou la force intime qui entretient la vie rétablit le malade.

Enfin, vous pansez comme Ambroise Paré, et Dieu fait le reste. En répétant cette belle réponse du père de la chirurgie française, on ne va pas plus loin. On ne se demande pas pourquoi Dieu guérissait plus souvent les malades pansés par Ambroise Paré. C'est que Dieu veut aider l'homme, et qu'il aide surtout ceux qui préparent les miracles en rapport avec les lois générales qu'il a établies. Aide-toi, dit le proverbe, et Dieu t'aidera : c'est dire, panse bien ton malade, traite bien ton malade, et Dieu le guérira.

Dans un état de phthisie purulente, si vous étudiez la nature, vous verrez qu'elle tend à guérir le malade, et vous avez la description de ses procédés dans ce beau passage d'Hippocrate, trop méconnu ou trop oublié : *La nature guérit les maladies, elle soutient la lutte contre les matières morbifiques, elle se crée des voies et produit des mouvements pour les expulser. Natura est morborum medicatrix ; luctam init illa cum materiis morbificis, sibi vias ipsa facit et motus producit.*

Eh bien ! cette loi générale de la nature, qui tend à la guérison, cette loi expliquée par le divin Hippocrate, qui résume en lui la science médicale de la civilisation grecque, cette loi de la nature est-elle changée ? Vous le savez, vous qui passez votre noble vie au milieu des malades, et qui n'avez d'autre passion que l'amour de votre art et celui de vos semblables : la nature soutient la lutte contre les matières morbifiques, elle prépare les voies et produit les mouvements pour les expulser.

Dans la phthisie qui se guérit, n'est-ce pas ainsi qu'elle agit ? Le tubercule du poumon est une épine ; la nature engage la lutte et mine le tissu sur lequel l'épine est placée ; de là, purulence ; la toux, la fièvre, que l'on regarde comme des symptômes, sont des moyens à l'aide desquels la nature se débarrasse de cette épine. Si la voie par laquelle l'épine doit être expulsée est trop étroite, la nature cherche à s'en frayer une nouvelle, elle y parvient même en traversant plusieurs tissus ; elle va jusqu'à ouvrir la cavité de la poitrine. Vous verrez, à la suite de mon Mémoire, plusieurs observations qui le prouvent.

Si le médecin moderne était un véritable *ministre* de la nature, *medicus minister naturæ, non imperator*, il s'attacherait à la seconder et à lui fournir tous les moyens de développer ses efforts salutaires.

Voilà, mon ami, ce que je cherche à faire, ce que je fais, ce que je voudrais voir faire.

Réglez la respiration, préparez les bronches et les poumons, dilatez *avec mesure* cet organe éminemment élastique, vous préparerez la voie, pour que la nature puisse expulser les matières morbifiques. Soutenez le malade débilité par la lutte, et fournissez-lui les aliments de la respiration et les éléments réparateurs de l'ulcère du poumon, tout en éloignant les complications accidentelles. Tels sont les grands principes de la méthode que je préconise, méthode à l'aide de laquelle on guérit des phthisies, comme la nature en a guéri souvent. « Toute phthisie, dit le plus grand médecin de la Prusse, le vénérable Hufeland, *toute phthisie, même la purulente, est curable ; des faits authentiques l'ont démontré sans réplique.* »

Avant que le célèbre Jenner eût trouvé le secret de neutraliser la petite vérole, Sydenham avait déjà trouvé les moyens de modifier et de diminuer les ravages de ce terrible fléau, et ce moyen consistait dans sa méthode rationnelle. « Il faut guérir avant tout », disait ce grand homme ; je dis comme lui : *Il faut guérir avant tout.*

On a beaucoup disserté sur la nature du tubercule ; à mes yeux, on a embrouillé la question. Le poumon est la lampe contenant l'huile, où se passe la combustion qui donne au corps sa chaleur. Dans ce phénomène de combustion, le poumon sécrète l'huile dont le carbone est consumé. Est-il bien extraordinaire que cette lampe merveilleuse se trouve quelquefois chargée de matières impures, non combustibles et qui, n'étant pas jetées au dehors, ni entraînées dans la circulation, ni assimilables, deviennent un noyau de tubercule ?

Tous les fluides nutritifs du corps se composent d'une base formée d'eau, dans laquelle naissent, vivent et se développent des corps globuleux qui jouissent de tous les attributs de la vie organique. Telle est la découverte d'un des plus savants observateurs microscopiques de notre époque. Chaque globule servant à former des tissus jouissant de vitalité fait partie du corps, sert à son entretien ou à sa croissance, tant qu'il est *à l'état vivant ;* mais si, par des causes que nous ne pouvons toujours apprécier, les globules vivants qui composent le sang, et qui passent tous à travers le tamis si serré et si délicat des capillaires du poumon, sont frappés de mort, ces globules *morts de pus ou de lymphe,* joints à d'autres *détritus* sécrétés, et non assimilables ou excrétés deviennent, dans le poumon, des noyaux de tubercules. D'autres globules *morts* s'agglomèrent d'autant plus aisément autour du corps inerte arrêté dans le tissu capillaire du poumon, que le sujet sera plus délicat, que ses forces seront moins énergiques, et que son poumon sera *plus resserré dans une poitrine étroite*. Eh bien ! que l'origine du tubercule vienne de la faiblesse du sujet, d'une sécrétion supprimée, d'un défaut d'équilibre entre les fonctions de la peau et des poumons, d'une nutrition imparfaite, d'un état vicié du sang ou de la lymphe, d'une maladie répercutée ou non ; imaginez toutes les causes que vous voudrez, une fois que le tubercule ou l'épine est dans l'organe, *il faut qu'il soit comprimé, isolé, qu'il en sorte ou qu'il le désorganise.*

Or, comment procéder à l'extraction de ce corps étranger ? Vous savez bien comment on extrait une balle du poumon ; vous savez aussi qu'on n'en meurt pas toujours : ne peut-on enfin imiter les chirurgiens dans le traitement des tubercules ? ne peut-on imiter les lithotriteurs, qui se sont acquis une gloire immortelle en extrayant une pierre volumineuse par les voies naturelles ? N'y a-t-il pas une voie naturelle pour l'expulsion du tubercule, expulsion préparée par la nature elle-même ? Cette voie existe, il s'agit de la préparer : de là, mon noble et cher maître, l'utilité, la nécessité de ce que j'ai appelé d'abord du nom d'*asthme artificiel*, et de ce que j'appelle aujourd'hui *dilatation des bronches, expansion des poumons et de la poitrine*. Ces idées ne sont pas nouvelles pour moi. Dans la seconde édition de mon ouvrage sur l'*Education physique*, publié à Londres en 1837, j'ai énoncé ces opinions, dans un chapitre sur la constitution phthisique et sur l'*éducation* des poumons. Le médecin de la reine d'Angleterre, Sir James Clark, qui a consacré sa vie à l'étude de la phthisie, a émis des opinions semblables, sans cependant leur donner la même extension que je leur donne aujourd'hui.

Ainsi, régler la respiration, préparer les voies à l'expulsion des tubercules, ou comprimer les tubercules, et faire suivre au malade le traitement le plus convenable pour l'*ulcère* des poumons, selon les complications, sont deux grandes règles de ma méthode. Cela est simple et facile au premier abord ; mais que de connaissances ne réclame pas ce traitement si simple en apparence ! car on n'a pas ordinairement à dilater les bronches avant que la maladie des poumons soit déclarée, avant que la purulence soit établie, avant que la phthisie soit arrivée au second degré. Pour faire l'éducation du poumon, pour appliquer la gymnastique au poumon, pour comprimer de dedans au dehors, il faut l'exercer, et cependant l'exercice des poumons est aussi contraire au phthisique, que l'exercice des jambes chez un individu qui a des ulcères aux membres inférieurs. Comment faire ? c'est ici le triomphe de la science et du savoir ; *car on ne peut prolonger la vie des phthisiques qu'en modérant leur action vitale,* et l'on doit modérer l'action vitale tout en débarrassant le poumon des corps étrangers qui le désorganisent. Voilà, me direz-vous, les propositions d'un problème : et cependant, mon ami, régler la respiration, préparer les voies, soit pour comprimer, soit pour expulser le corps étranger, le pus et les sécrétions bronchiques, seconder la nature dans ses efforts d'expulsion et de *réparation*, en utilisant les forces du malade, sans les user et les détruire, me paraît très-clair. En d'autres termes, il faut modérer la combustion de la respiration, et favoriser la nutrition et la réparation des tissus. En agissant ainsi, il ne faut jamais perdre de vue les diathèses, l'âge, le sexe, les influences locales, etc.

La phthisie scrofuleuse est sans contredit la plus commune ; c'est sa fréquence qui a fait croire que les tubercules et les scrofules étaient identiques. Je ne le pense pas, bien que je reconnaisse une très-grande affinité entre ces deux états. Il me semble, au contraire, qu'ils se font antagonisme. La scrofule se porte au dehors, le tubercule au dedans. La scrofule se manifeste dans les vaisseaux superficiels lymphatiques, le tubercule semble préférer les vaisseaux internes. Le danger vient sans doute quand ces deux affections cessent de s'équilibrer. L'erreur des écrivains qui ont parlé de l'antagonisme a été de supposer qu'antagonisme signifiait existence d'une maladie à l'*exclusion* d'une autre. Antagonisme ne signifie pas cela ; il signifie lutte, balancement.

Quoi qu'il en soit, mes recherches et les faits que j'ai observés m'ont amené à reconnaître que la phthisie avec manifestation strumeuse était accessible aux moyens employés pour traiter les scrofules. J'en ai tiré la conséquence que les moyens employés pour traiter les scrofules modifiaient la diathèse de l'ulcère du poumon, et que l'ulcère délivré de sa complication devenait simple et se guérissait plus aisément. Il y a des phthisies avec complication syphilitique ; ces phthisies ne sont pas franches, elles sont généralement constitutionnelles; on en a guéri par le mercure. Est-ce à dire que le mercure guérit le tubercule? non certes, mais c'est dire que le mercure guérit la complication de l'ulcère, et que l'ulcère devenu simple se guérit par *les forces de la nature aidée de l'intelligence du médecin*. Le poumon est un tissu élastique, érectile : si l'on admet que les tissus érectiles ne se guérissent jamais, on pourra admettre alors que le poumon ne se guérit pas. Mais quand on voit guérir des poumons traversés de part en part par une balle, comment supposer que le tissu pulmonaire est incapable de cicatrisation et de guérison?

La lettre que je vous écris, mon noble ami, est le complément des idées jetées pêle-mêle dans mon Mémoire; vous avez été témoin du mauvais vouloir de nos confrères. Mécontents de voir improviser, ils crurent jeter des entraves en demandant un Mémoire écrit; je le fis en toute hâte. Aujourd'hui je leur en sais gré, car ils m'ont forcé à donner le jour à des idées que je crois utiles et qui depuis longtemps pesaient sur mon cerveau.

Le programme du Congrès contenait des questions d'un intérêt réellement local; entre autres : *rechercher l'influence du climat de Marseille sur la phthisie pulmonaire*; et cette autre question : *quelles sont les maladies dominantes à Marseille?* Il est à supposer que ces deux questions furent insérées dans le programme, soit à l'instigation d'un membre qui voulait les traiter, soit à l'instigation d'honnêtes citoyens in-

téressés à ce que cette étude fût faite par les médecins.
Eh bien! y a-t-il eu un seul médecin de Marseille qui
ait traité ces deux questions ? A-t-on fourni aux savants étrangers la moindre notion utile sur les localités ? Nous a-t-on appris quelque chose sur la phthisie ?
On dirait, en vérité, que le domaine de la science de
certains médecins de Marseille ressemble au sol inculte
de la Camargue , il faut des étrangers pour le cultiver
et le mettre en rapport. — Soyons juste, toutefois, les
jeunes médecins remuants , qui s'étaient réservé le
monopole de la publicité et du Congrès et qui n'a-
vaient laissé aux membres venus de loin que le rôle
passif de les admirer en spectateurs bénévoles , ces
jeunes médecins ne représentent pas le corps médical
de Marseille, ils ne forment qu'une *coterie d'admiration mutuelle.* Je me rappelle avoir entendu, un jour,
un de ces membres se plaindre de ce que les journaux
ne rapportaient pas ses discours. « Je le voudrais volontiers, lui dit finement l'honnête rapporteur, mais
vous ne parlez jamais!!! » C'était exact.

Pour ma part, j'étais certes bien disposé à rapporter
leurs discours ; j'aurais été heureux de signaler leurs
noms à la reconnaissance des malades, et je le pouvais
d'autant plus aisément que ma méthode a l'avantage
de s'emparer de tout ce qu'il y a de bon dans les
systèmes, qu'elle implique nécessairement la connaissance de leurs ressources : elle ne peut aller plus
loin que les systèmes connus qu'à la condition de profiter de tous les progrès ; si je ne rapporte pas leurs
vues sur la phthisie, c'est qu'ils ne m'ont rien appris.
Se plaindraient-ils de ce que je ne leur ai pas dit

comment je produis l'*asthme artificiel* et l'*engraisse-ment ?* L'asthme artificiel suppose *un régulateur de la respiration ;* l'*engraissement* suppose des connaissances particulières sur les aliments de la respiration et les aliments de réparation ; la compression des poumons du dedans au dehors est la conséquence de l'asthme artificiel ; pour l'atrophie, il faut que le poumon se vide. Mais pouvais-je, dans un si court Mémoire, entrer dans des détails ? N'était-ce rien que d'indiquer les *principes* en parlant à des médecins ? Agir autrement eût été faire injure à leur savoir et à leur sagacité.

L'audace incroyable de faire dire au Congrès ce qu'il n'avait pas dit ; de lui faire donner un démenti à ses votes ; la suppression du rapport d'une discussion qui dura deux jours, parce qu'on craignait une protestation contre des conclusions fausses et mensongères, me déterminèrent à faire imprimer mon Mémoire sur-le-champ, pensant que, si l'on avait agi si cavalièrement contre les médecins en corps, on agirait avec plus de sans-façon envers un des membres qui s'étaient opposés à une intrigue rétrograde ourdie seulement pour flatter les préjugés d'une populace ignorante. Après avoir échoué à fausser le vote du Congrès, je crains que la leçon ne suffise pas à ces Procustes médicaux. Combien la candeur est chose rare! au lieu de revenir sur une faute, la plupart des hommes, dominés par un triste sentiment de vanité, s'entêtent, et aggravent cette faute. *Fas est et ab hoste doceri !*

Au Congrès, j'ai soutenu les intérêts de tous contre une coterie. J'ai fait mon devoir.

Je sais, mon ami, qu'il n'y a rien à l'abri de la critique ; je n'ai pas la prétention de m'y soustraire. Je l'appelle au contraire, mais franche et de bonne foi. L'engraissement est une proposition neuve ; des esprits superficiels peuvent le regarder en pitié, les malades soulagés et guéris le béniront. En émettant mes idées, je ne me suis pas réservé un monopole. Les moyens que je préconise sont à la portée de tous les médecins. Les millions de victimes que le système *débilitant et sceptique* a précipitées dans la tombe avant le temps, devraient suffire pour démontrer qu'on ne peut guérir les phthisiques à l'aide des saignées et de l'eau de gomme.

Et d'ailleurs, quel mal aurais-je commis si je me trompais ? Les médecins ordinaires, ceux qui croient et déclarent la phthisie incurable, et qui condamnent leurs malades à mort, n'ont pas l'humanité de les laisser mourir tranquilles ; ils les saignent coup sur coup et les privent de nourriture. Mais à quoi bon, puisqu'à leurs yeux la maladie est incurable ? pourquoi les traiter par une aggravation de douleur ? En face de cette inconséquence cruelle, je propose une méthode qui permet de profiter des leçons de la nature, qui enjoint de l'épier, de l'imiter, de tâcher de guérir en *prenant à tous les systèmes, à tous les pays* ce que l'observation a démontré utile ; enfin je propose de ne pas épuiser les malades, de les nourrir, de les engraisser même ; je veux donner du tissu cellulaire et adipeux aux corps amaigris et décharnés.

Eh bien ! tel est l'esprit de la critique, qu'il ne profitera pas de ce que je puis indiquer de bon, mais

qu'il s'efforcera de me travestir, de parodier, d'ou-
trer mes idées et mes opinions. Je ne serais pas
étonné qu'on me fît dire que je propose d'engraisser les phthisiques comme on engraisse les oies
de Strasbourg, en les *gavant*. Remarquez, mon ami,
que je n'ai pas encore donné mon mode d'alimentation : eh bien, on l'inventera. Si l'on se préoccupait
des effets de la malice humaine, on n'oserait faire
un pas dans la vie. Il faut accepter la lutte telle que
les passions et les intérêts la font, attendre sa récom-
pense et son approbation du bon sens des honnêtes
gens, et ne pas hésiter à soutenir la vérité quand on
croit l'avoir trouvée après l'avoir cherchée de bonne
foi.

Je continuerai mon ouvrage. Je donnerai plus tard
la gymnastique et l'éducation physique du poumon.
Cet organe est celui dont le développement est le plus
négligé et le plus méconnu. Il est susceptible de
grands perfectionnements. La dilatation artificielle
des bronches est non-seulement un des meilleurs
moyens pour arriver à la compression du dedans au
dehors pour amener les tubercules à l'état latent,
mais l'élargissement de la voie rend l'expectora tn
du pus et des tubercules ramollis moins irritante et
moins dangereuse ; les bronchites sont plus rares.
Ce n'est pas tout, il faut à la respiration un *régulateur*, car avec un poumon bien réglé on a très-rarement la phthisie.

Quant à mes vues sur l'alimentation et l'engraissement, je suis de mon temps. Je réponds aux besoins de la *respiration* par les aliments qu'elle réclame,

et à ceux de la *nutrition*, par les aliments chargés de réparer la déperdition naturelle et morbide des poumons. J'ai suivi avec trop d'attention les travaux de Magnus, de Liebig, de Dumas, de Payen, de Boussingault, pour n'en avoir pas profité.

La lutte que vous soutenez contre l'erreur des routines est pour moi un encouragement à remplir la tâche que je me suis imposée de détruire le préjugé fatal que la phthisie est incurable.

Les médecins sceptiques ne comprennent pas qu'en admettant cette incurabilité ils se privent de l'élan et de la foi des malades. Les imprudents oublient que la foi sauve dans les cas les plus désespérés. L'homme est un être pensant et impressionnable ; il ne vit pas seulement de pain, comme dit le Christ, mais il vit encore d'espérance et de foi. Quel que soit votre génie chirurgical, trouveriez-vous un seul malade qui voudrait se soumettre à une amputation, s'il n'espérait se préserver par ce cruel sacrifice ? Votre auxiliaire dans la guérison des grandes opérations, c'est la foi. Se priver de ce sentiment intime et inné, c'est méconnaître notre double nature et les secours que le physique reçoit du moral.

Il n'y a pas de maladie, chez l'homme, à laquelle le moral soit étranger ; si l'on va plus loin, on trouve qu'il y a de graves maladies et des phthisies même causées par le chagrin et la douleur morale. Le chagrin est une épine qui empoisonne tous les tissus de l'économie, et les flétrit. Dans nos grandes villes, au sein de notre civilisation si avide de jouissances, les passions vives déçues, les revers de fortune et les penchants mal réglés causent des phthisies à diathèse nerveuse. Chez ces êtres malheureux, le découragement est constant ; leur dire que la phthisie est incurable, n'est-ce pas les frapper à mort? *Non, la phthisie n'est point incurable*, et je voudrais pouvoir le proclamer sur les toits.

Dans toutes les positions de la vie, l'homme a des moments d'abattement, et il a besoin qu'on l'encourage, même en état de santé: combien ce besoin est plus vivement senti lorsqu'il souffre! Si mes efforts relèvent l'esprit abattu de quelques malades, si je puis faire pénétrer *ma conviction éclairée* chez ceux qui sont intéressés à les guérir, j'aurai déjà fait du bien. Je l'affirme donc avec la conviction la plus profonde, *oui, la phthisie est curable ;* l'opinion contraire est un préjugé.

En visitant naguère l'École de Montpellier, je fus en communication avec les hommes éminents chargés de propager ses doctrines et de continuer sa gloire. Je ne trouvai point de sceptiques. Ceux qui prouvent que le sens *intime ne vieillit pas*, prouvent aussi le pouvoir de l'âme sur le corps.

Il croyait, certes, à la puissance de la foi et à celle de la force de l'âme dans la guérison de la phthisie, cet oracle de Montpellier, l'illustre Barthez, lorsqu'il écrivait ce qui suit à l'évêque de Noyon, atteint de phthisie et d'ulcère pulmonaire :

« Quelque parti que prenne Monseigneur, il doit « se dire qu'une de ses plus grandes ressources est en « lui-même; s'il peut se donner constamment beau- « coup d'espérance et de résolution dans une maladie

« de langueur, la constance d'une âme comme la
« sienne, qui rassemble et soutient continuellement
« ses forces, peut produire, avec de *faibles moyens*, une
« cure que le peuple, même des médecins, appellent
« *miracle;* mais qu'un homme instruit sait analogue à
« d'autres faits également rares, et qu'il voit entrer
« dans l'ordre de la nature. »

Le conseil de Barthez équivalait à dire que, pour
être guéris, les malades devaient *espérer, croire et
vouloir*.

Quant à vous, mon ami, qui avez souvent fait des
miracles en suivant les lois de la nature, vous qu
avez foi dans le progrès et qui depuis un demi-
siècle êtes sur la brèche pour combattre les préjugés
chirurgicaux, vous dont j'admire les écrits, le génie
et l'esprit de réforme,

Recevez ici l'assurance de ma profonde admiration
et de mon entier dévouement.

BUREAUD RIOFREY,

35, rue du Faubourg-Saint-Honoré.
Paris.

PREMIÈRE PARTIE.

SUR LA GUÉRISON DE LA PHTHISIE PULMONAIRE AU SECOND DEGRÉ, PENDANT L'ÉPOQUE DE FIÈVRE, DE RAMOLLISSEMENT DES TUBERCULES ET D'AMAIGRISSEMENT.

> Non numerandæ sed perpendendæ
> sunt observationes.

L'observation de Morgagni semble avoir été écrite pour notre époque, et pour faire la critique des collecteurs qui amassent des faits sans nombre et qui font de la science une vraie tour de Babel. Sans doute les faits sont utiles; ce sont les matériaux indispensables pour fonder et pour construire un édifice complet et régulier; mais les faits ne doivent pas être pris au hasard, sans discernement et sans contrôle. L'anatomie pathologique a rendu de grands services, mais elle a tellement absorbé l'attention du monde médical, qu'elle l'a distrait de son véritable but, *celui de guérir*. On dirait, à voir l'ardeur exclusive avec laquelle on s'occupe à chercher les altérations et les lésions des organes, que l'on n'a d'autre ambition que de connaître un état morbide, et qu'il n'y a plus

3

rien à faire lorsque cet état est bien constaté.

Que dirait-on dans le monde d'un mécanicien et d'un horloger passant leur vie à examiner les mille manières dont les rouages d'une machine peuvent être altérés ou brisés, sans s'occuper des moyens de les réparer et de les rétablir ?

Tel est cependant l'engouement pour les recherches pathologiques, que ces recherches et la découverte des lésions morbides occupent la plus grande partie des ouvrages publiés aujourd'hui, tandis que le traitement des maladies est à peine indiqué.

Les professeurs d'école ont, plus que personne, abusé de la pathologie.

Entourés de nombreux élèves, recueillant des faits à l'envi, leurs ouvrages se sont grossis d'observations indigestes, observations dont ils faisaient justice eux-mêmes par le peu d'inpuctions qu'ils en tiraient.

Les faits bien observés et bien constatés peuvent seuls, par les inductions qu'ils fournissent, concourir au progrès de la science ; mais, il est pénible de le dire, les faits bien observés et bien constatés sont rares, car pour être bon observateur, il faut connaître ; et les savants, lancés dans la pratique du monde, n'ont malheureusement pas le temps d'observer, entraînés qu'ils sont presque malgré eux à satisfaire aux exigences de leur profession. La science est donc abandonnée aux jeunes gens, très-zélés et très-recommandables sans doute, mais ne possédant pas, malheureusement, les qualités nécessaires à l'observateur; il y a d'honorables exceptions, mais elles sont rares. Aussi la science est-elle encombrée de faits, et la tâche de celui qui veut y trouver un enseignement devient plus difficile et plus pénible.

Je ne pouvais porter une question pratique devant une assemblée plus convenable que la vôtre; hommes expérimentés, à l'abri de l'enthousiasme et du scepticisme, vous êtes capables d'être juges en cette matière. Une autre considération, messieurs, m'a fait choisir cette réunion scientifique pour lui présenter mes vues sur la guérison de la phthisie et sur son traitement. Appartenant à différents pays, à diverses écoles, à des localités où l'on envoie les phthisiques, je dois trouver ici des faisceaux de lumières qui, convergeant sur le même point, doivent nécessairement l'éclairer; aussi n'oserais-je me présenter devant vous, si je venais offrir à votre méditation et à votre jugement des faits encore hypothétiques, et tellement rares qu'ils ne pussent être considérés que comme exception.

Au lieu de faire ce que tant d'autres ont fait avant moi, d'entrer dans un amphithéâtre et, le scalpel à la main, de chercher à reconnaître les lésions des organes, j'ai pensé que la science était assez riche de pareils faits pour me dispenser de ce labeur ; j'ai pris une autre route, espérant arriver à un résultat aussi utile en me mettant en communication avec les savants de différents pays, et en cherchant à éclairer, à l'aide de leurs lumières et de leur expérience, une des questions les plus importantes de la médecine. J'ai entrepris, pendant cet été, un pèlerinage scientifique ; j'ai parcouru les États qui entourent la France, je me suis mis en rapport avec les célébrités des plus grandes villes, je les ai interrogées, j'ai pour ainsi dire recueilli les voix afin d'obtenir un verdict d'un jury médical compétent.

C'est devant vous, messieurs, que je viens présenter les opinions des médecins les plus distingués des villes que j'ai parcourues, afin de voir confirmer ou éclairer l'opinion qu'ils ont prononcée.

Les hommes placés à la tête des hôpitaux, exerçant ou enseignant dans les grandes villes, et lancés dans la pratique active de notre art, ont pour habitude de résumer leurs connaissances, et de les formuler en peu de mots. Aussi, il me suffisait d'une question claire et précise, à laquelle on me répondait affirmativement ou négativement, pour qu'une opinion fût connue sur un sujet donné. Il ne faut pas à un praticien une dissertation fort longue pour émettre son opinion. Deux mots prononcés hier par M. Cauvière, le sage et savant Nestor de la médecine à Marseille, ont suffi pour établir et juger l'insalubrité de la Darce.

Il faut le dire toutefois, et le reconnaître à regret, il y a dans le monde un grand découragement au sujet de la maladie sur laquelle j'appelais l'attention des hommes les plus illustres ; mais ce découragement n'existe cependant que chez les hommes ordinaires, et non chez les âmes d'élite qui ont foi dans le progrès et qui le préparent par leurs efforts.

La première question que je posais aux médecins que je visitais, était celle-ci : *Avez-vous rencontré, dans le cours de vos dissections et de vos autopsies, des poumons portant des traces de cicatrisation, ou des tubercules indurés, passés à l'état concret chez des gens âgés et morts d'autres maladies?* Presque à l'unanimité, messieurs, tous les médecins qui ont fait des dissections et des autopsies m'ont répondu par l'affirmative ; je dis *presque* à l'unanimité, car j'ai trouvé deux ou trois indifférents, routiniers d'habitude, qui niaient le progrès, parce que le progrès les eût arrachés à leur paresse ; véritables lazzaroni de la science et n'appréciant que le *far niente,* ces hommes ne pouvaient émettre une opinion de quelque poids.

S'il est une fois bien reconnu que l'on a trouvé fréquemment des tubercules indurés chez des individus morts âgés, et morts d'autres maladies que de maladies des poumons ; s'il est également avéré qu'il y a des individus chez qui les tubercules ramollis et expectorés n'ont pas causé la mort ; si on a trouvé, dans leur âge avancé, des traces non équivoques de cicatrisa-

tion et de guérison, il est évident que la guérison de la phthisie ne peut plus être mise en
doute. Il faut l'admettre, à moins de vouloir
nier l'évidence et la lumière. Ce qui nous reste
maintenant à faire, c'est d'observer la nature,
c'est de la suivre dans ses opérations; c'est
de l'épier, afin d'arriver à connaître le secret
à l'aide duquel elle opère la guérison de cette
formidable maladie.

L'*induration* du tubercule élément de la
phthisie est un fait si bien établi, que je ne
crois pas devoir insister pour le faire reconnaître.

La cicatrisation des tubercules ou la cicatrisation des plaies et des ulcères du poumon est
un fait, sinon aussi fréquent que l'induration,
du moins aussi avéré que la cicatrisation d'une
plaie ou d'un abcès à la partie extérieure du
corps. J'en appelle aux hommes illustres de
tous les pays qui ont fait progresser la médecine : Laennec, Andral, Bricheteau, en France;
Sir James Clark, Carswell, Stokes, Graves,
Spittal, Bennett, Williams, en Angleterre;
Clugg, Seutin, Meessen, en Belgique; Albers
et Nosse, en Prusse; Chelius, à Heidelberg;
Groshans, Zuringar, Tylanus, en Hollande;

Gosse, Mayor, Lombard, en Suisse ; Brachet, à Lyon ; Parola, en Piémont, etc., etc. Partout, messieurs, je trouve des autorités imposantes.

Le docteur Clugg, à Bruxelles, m'a présenté des planches appartenant à son bel ouvrage d'anatomie pathologique dans lesquelles il m'a montré des cavernes cicatrisées. Le même savant m'a montré un moule en plâtre, à l'aide duquel il avait levé l'empreinte de différentes cicatrisations.

Albers, à Bonn, ce professeur qui vulgarise en Allemagne les connaissances les plus pratiques des deux mondes, Albers m'a également montré des planches de son grand ouvrage, représentant des poumons avec des cavernes cicatrisées.

Carswell, cet admirable et patient investigateur, vous fait suivre le tubercule dans la circulation, dans les cellules et les tissus de la rate et du poumon. Cruveilhier les avait devancés tous ; et, après de pareilles autorités, il ne peut rester un doute sur cette proposition : la phthisie est curable, même lorsque les tubercules sont ramollis.

Plût au Ciel, messieurs, que les savants médecins qui, en marchant sur le même terrain, ont répété les mêmes expériences et éclairé cette question, plût au Ciel, dis-je, qu'ils eussent donné autant de temps à l'étude du traitement de la phthisie qu'ils en ont donné à l'étude de sa nature ! La science aurait marché plus uniformément et plus utilement. Leurs travaux ont cependant cette immense utilité, qu'ils rendent l'opinion que j'émets et que d'autres ont émise avant moi, tout à fait incontestable; et si la connaissance de la nature intime de la maladie ou du produit morbide, ne révèle pas le spécifique qui peut la guérir, la conviction que cette maladie est guérissable amène à en tenter la guérison et à chercher les moyens de l'obtenir. Sous ce point de vue, la pathologie rend un grand service; mais s'arrêter satisfait devant la nature du mal, et ne pas aller plus loin, c'est là ce que je blâme. Quand je lis les dissertations des médecins sur l'état microscopique de telle ou telle maladie, et que je les vois en contemplation devant les molécules morbides, sans en tirer les indications pour la guérison, il me semble entendre les malades s'écrier : « Assez de dissertations et de recherches curieuses !

guérissez-nous d'abord, messieurs les médecins, vous disserterez quand vous nous aurez guéris ! »

Occupons-nous donc, avant tout, des moyens de guérir, de faire vivre nos malades ; nous ferons après de la philosophie spéculative.

Je suppose, messieurs, que vous connaissez les belles recherches de Rogée et celles de MM. Boudet et Hughes Bennett. Un mot cependant à leur sujet.

Rogée, prématurément enlevé à la science, a démontré par des recherches cadavériques que sur cent malades qui meurent de différentes maladies, cinquante peuvent mourir phthisiques, car il a rencontré des concrétions pulmonaires cinquante fois sur cent. M. Félix Boudet, dont je regrette de n'avoir pas le Mémoire présent, a annoncé à l'Académie des sciences qu'il avait constaté l'existence de tubercules dans les poumons une fois sur 57 chez les enfants de 1 an à 2 ; — 33 fois sur 45 de 2 à 15 ans ; — 116 sur 135 de 15 à 76 ans. Ces traces non équivoques de la fréquence des tubercules prouvent d'une manière incontestable que la phthisie est fréquente, qu'on n'en meurt pas toujours, enfin qu'elle est curable.

Le docteur Hughes Bennett, professeur de médecine et de clinique à l'infirmerie royale d'Édimbourg, a lu, dans la Société médico-chirurgicale de cette ville, un Mémoire dans lequel il confirme, par des recherches attentives et des dissections consciencieuses, les opinions et les découvertes de Rogée et de Boudet. Sur 73 individus dont les poumons ont été examinés après la mort, il a trouvé des cicatrisations et des concrétions dans 28. Il y avait induration dans 12, et des matières crétacées dans 16.

L'énorme proportion de tubercules à l'état latent ou concret prouve que le premier organe qui reçoit le souffle de la vie, qui donne pour ainsi dire l'impulsion à toute la machine, est celui qui porte le plus souvent en lui-même le germe fatal de la destruction. Nous naissons tous, messieurs, avec *un germe de mort. Ce germe est neutralisé par les forces de la vie; mais dès le moment que ces forces diminuent*, l'affaiblissement, le germe morbide que nous avons reçu en naissant apparaît et se développe, si nous ne nous opposons à ses progrès.

Le poumon, cet organe éminemment vital,

est aussi l'organe qui pendant la vie reçoit le plus d'atteintes. La moitié de l'espèce humaine périt par les poumons, la cinquième finit par la phthisie.

Les pestes et les épidémies, qui portent la terreur et la désolation parmi les hommes, sont heureusement passagères. Elles entraînent, comme un torrent, un grand nombre de victimes ; mais la phthisie est la peste permanente qui décime sans cesse les populations et qui sévit, le plus souvent, sur les êtres que la nature semblait avoir pris plaisir à embellir de ses dons.

Jugez donc de l'importance du sujet que j'ai apporté devant vous et sur lequel j'appelle le bienfait de vos lumières. Cette question n'est plus une question de médecine, c'est une question qui intéresse l'espèce humaine tout entière.

Efforçons-nous donc de trouver les moyens de guérir, et pour que nous puissions bien nous entendre, posons d'abord cette question : Qu'est-ce que le tubercule élément et nature de la phthisie ?

Selon Louis, Andral, selon Clark, selon les pathologistes français, anglais et allemands, le tubercule est une production morbide, sécrétée, ou développée dans des conditions données et généralement connues.

Cette production, dans les poumons et dans les autres parties du corps, joue le rôle d'un corps étranger; de sorte que, pour que le tubercule devienne sans danger, il faut qu'il passe à l'état latent ou d'induration, qu'il se ramollisse, qu'il soit expectoré ou évacué.

De là, messieurs, naissent trois grandes distinctions dans l'étude et le traitement de la phthisie. Ce sont en quelque sorte les trois grandes divisions de la science sur ce sujet, sans préjuger les variétés, provenant des *diathèses* individuelles.

Les tubercules existants peuvent rester et passer à l'état latent ou d'induration; premier degré de la maladie.

Les tubercules peuvent se ramollir, être résorbés, expulsés naturellement par l'expectoration ou extraits par la ponction; second degré de la maladie.

Les tubercules ramollis, séjournant indéfiniment dans les poumons, soit qu'on ne cherche pas à les faire expectorer, soit qu'on ne tente aucune opération, ces tubercules finissent par désorganiser le poumon tout entier et sont alors au-dessus des ressources de l'art. Troisième degré de la maladie.

A la phthisie au premier degré se rapportent les tubercules *latents*. Cet état est beaucoup plus commun qu'on ne pense, et il suffit d'avoir visité l'Angleterre et la Hollande, contrées fatalement fertiles en phthisies, pour se convaincre que la nature a des secrets à l'aide desquels elle guérit des individus atteints de phthisie. En Angleterre et en Hollande, les vieillards sont communs. J'ai cherché dans les deux pays à savoir d'une manière certaine dans quelles proportions on trouve des vieillards succombant à d'autres maladies, chez lesquels on retrouvait les traces d'une tuberculisation latente ou d'une tuberculisation cicatrisée.

La statistique médicale est malheureusement encore dans l'enfance ; on en est réduit à recevoir des assertions générales qui suffisent cependant pour établir ce fait démontré déjà par Rogée, Boudet, et Bennett, que le tubercule latent est très-commun, et que néanmoins beaucoup de gens qui en portent dans les poumons arrivent à une honorable vieillesse. C'est une croyance générale en Hollande, que les individus qui ont eu des symptômes de phthisie vivent longtemps, une fois qu'ils ont dépassé trente ans.

Le premier état de la phthisie est loin d'être cependant sans danger, car *dès lors que le germe existe, il peut se développer* si l'individu se place dans les conditions de ce développement. Or, nous savons que l'ignorance et la non-application des lois de l'hygiène sont les conditions les plus favorables au développement de cette maladie, en d'autres termes, au ramollissement du tubercule; comme la négligence des lois de l'hygiène est une condition favorable au développement des fièvres et des épidémies les plus meurtrières. Chez les jeunes gens des deux sexes, les vices de conformation de la poitrine et les irrégularités de croissance sont des causes prédisposantes de phthisie, indépendamment de l'état de leur sang ou de leur diathèse. Andral a fait la remarque, que lorsque l'accroissement rapide était joint à l'étroitesse de la poitrine, cet état prédisposait éminemment à la phthisie.

Dans mes ouvrages sur *l'Education physique,*

comme dans ceux que j'ai publiés sur *l'hygiène publique,* je me suis constamment attaché à faire comprendre l'importance de l'éducation des organes, de l'éducation des poumons, la nécessité de connaître l'influence des agents physiques sur l'économie, celle d'harmoniser notre constitution avec ses agents, et pour le jeune âge, la nécessité de modifier une organisation déformée ou primitivement entachée de germes morbides dont le développement est presque toujours fatal.

Je puis donc omettre de vous parler ici du traitement de la phthisie au premier degré, traitement facile pour ceux qui ont une connaissance approfondie de l'hygiène, de l'influence des climats naturels et artificiels, de l'influence de l'éducation physique, de celle de l'alimentation, des médicaments, de l'influence enfin de tous les agents physiques et moraux qui sont des *modificateurs* de l'économie humaine. Quand je propose de traiter le second degré de la phthisie et de le guérir, j'entreprends, certes, une tâche bien plus difficile; en général qui peut le plus, peut le moins.

Messieurs, vous connaissez tous dans votre

pratique et dans le monde des individus jugés phthisiques, qui, soit par vos conseils, soit par quelque heureux changement, dans leur vie ou leur position, ont vu disparaître tous les symptômes de la phthisie, et vivent encore pour protester contre l'infaillibilité de votre jugement et contre les pronostics de la science.

Le second degré de la phthisie, messieurs, ou la période de ramollissement des tubercules, mérite surtout votre attention, parce que c'est alors que les malades s'adressent à vous, et qu'il est temps encore pour la science de tirer parti de toutes les forces que conserve une économie qui n'a pas eu le temps d'être débilitée. Je parle ici du début du ramollissement. Il est fâcheux, il faut le reconnaître, que dans cette maladie, comme dans toutes, les malades ne s'adressent au médecin que lorsque le mal les y force; encore ne le font-ils pas au début, car ils regardent presque toujours l'irritation du tubercule comme une toux légère causée par le froid, et le mal fait des progrès à l'insu des malades trop confiants.

Comment distinguer lorsque le tubercule passe au second degré, époque où il peut suivre une marche rapide s'il n'est arrêté dans son développement? Question importante surtout pour le malade.

Pour nous médecins, nous avons les ressources de l'auscultation et de la percussion, mais les malades ne les ont pas ; or, les malades peuvent craindre le ramollissement du tubercule ou le passage du premier au deuxième degré, toutes les fois qu'il y a *toux fréquente, fièvre, sueur, commencement d'expectoration sanguine ou purulente*. La toux, la fièvre, les sueurs et le trouble de l'organisation annoncent les efforts de la nature pour se débarrasser du corps étranger qui la blesse. Tout corps non assimilable dans l'économie, l'irrite, à moins qu'il ne soit enfermé dans un kyste, comme la balle de Broussais. Ainsi, la fièvre, lorsqu'elle n'est pas causée par des miasmes de végétaux en putréfaction ou par infection, la fièvre chez les phthisiques est le premier symptôme vulgaire de ramollissement du tubercule et du second degré confirmé la sueur et l'amaigrissement sont les symptômes de ce même état plus avancé.

Je vous prie, messieurs, de fixer votre attention sur ce fait; car de là découlent de nombreuses indications, et, le plus souvent, de là découle aussi le traitement le plus rationnel.

Deux choses se présentent à notre observation dans cette période : l'élément inflammatoire et l'état général du sujet; sans inflammation, il n'y a pas d'élimination du tubercule. L'inflammation est une condition nécessaire pour jeter au dehors le tubercule qui se ramollit. L'inflammation est dans le poumon, comme elle existe autour d'une pustule développée par suite du virus vaccin. Que faites-vous dans ce dernier cas? vous respectez l'inflammation nécessaire à l'élimination du virus introduit; en d'autres termes, vous respectez l'inflammation nécessaire à l'expulsion du corps introduit. Si ce que l'on fait pour l'inflammation aréolaire de la vaccine, on le faisait pour l'inflammation pulmonaire lorsqu'il y a ramollissement du tubercule, mon Mémoire serait moins utile. Mais dans ce phénomène complexe d'inflammation et de ramollissement, la pratique ordinaire qui saigne et qui débilite, est une absurdité contre laquelle on ne saurait assez s'élever.

Dans cette seconde période, ce qu'il importe de faire, tout en surveillant et modérant l'inflammation, c'est de préparer les voies à l'expulsion du tubercule, de s'occuper de l'état général du sujet, de s'occuper de sa diathèse et de le soutenir dans la lutte qui s'établit dans son économie.

La phthisie la plus simple peut se définir et se comprendre sous l'emblème de l'irritation causée par une épine entrée dans les chairs. Le tubercule dans les poumons joue le rôle de l'épine.

Si l'on enlève l'épine, il reste une petite plaie qui, sans complication et dans un corps sain, se cicatrise bientôt ; mais chez un individu d'une constitution scrofuleuse, dartreuse, entachée de quelque vice morbide, la petite plaie causée par l'épine ne se cicatrise pas aussi vite. La plaie, qui était simple dans le sujet sain, devient un ulcère scrofuleux ou dartreux. Il y a, dans la constitution générale du sujet, une cause intérieure qui dénature les effets de l'irritation primitive, qui aggrave et complique cette irritation et qui nécessite une médication spéciale. Dans le premier cas de l'épine dans un corps sain, il suffit d'émollients et de propreté pour combattre l'inflammation et pour donner le temps à la nature de cicatriser la plaie ; dans le second cas, les émollients ne suffisent pas ; la petite plaie, devenue ulcère, ne peut guérir que lorsqu'on l'aura débarrassée de ses complications et de l'influence qui l'a aggravée.

Les complications qui s'opposent au phénomène de la cicatrisation rappellent à mon esprit une comparaison ingénieuse et frappante. Un horloger reçut un jour une montre à régler ; cette montre sortait des mains d'un des fabricants les plus réputés et les plus respectables. Un ouvrier habile démonta les rouages de la montre, et, après s'être assuré que tous ces rouages étaient en bon état, il les replaça ; mais en vain, car la montre marchait irrégulièrement. Vingt fois l'ouvrier la démonta et vingt fois il la remit en ordre : toujours même irrégularité. Soupçonnant enfin que la spirale du balancier avait pu être aimantée, il approcha une aiguille, et il reconnut que son soupçon était juste. Les parties d'acier placées dans la structure de la montre influençaient la spirale et causaient l'irrégularité du balancier. Il changea la pièce aimantée, et la montre donna l'heure avec la plus parfaite régularité.

Je ne sais si je me fais illusion, mais l'influence de l'aimant représente parfaitement à mon esprit l'influence d'une diathèse qui s'oppose au mouvement régulier de réparation dans les organes, et cette influence réelle, puissante, est cependant à peine appréciable.

Malgré les influences de diathèse, il y a des médecins qui s'attachent à chercher un spécifique pour la phthisie. Leur but est louable; mais, sans vouloir poser des bornes à l'esprit humain, il m'est permis de dire qu'il est difficile de trouver un spécifique pour toutes les formes de la phthisie. En effet, indépendamment des trois phases que suivent les phthisies, il faut se rappeler que les phthisies sont, ou congénitales, apportées en naissant, ou accidentelles, causées par suite d'influences physiques ou d'influences morales; tantôt la phthisie est liée à d'autres maladies; tantôt elle est liée à des métastases; souvent elle est liée aux scrofules; *elle est toujours modifiée par les diathèses.* Comment alors trouver un spécifique pour tant de variétés?

Le véritable spécifique, c'est l'appropriation des moyens bien connus et employés sûrement contre chaque variété de la phthisie, et il y a pour le praticien un très-grand mérite dans l'application juste de ces moyens.

Si l'on a dit que la phthisie et les scrofules étaient identiques, c'est que leur alliance est fréquente. Pour moi, je n'admets pas cette identité, bien que de grands médecins, des hommes considérables, cherchent à l'établir; mais j'admets la liaison des scrofules et de la phthisie, je l'admets, parce qu'elle est fréquente; et dans ce but, je propose des modifications aux traitements connus pour cette complication. Je laisse de côté, sciemment, l'opinion que l'on peut controverser.

Il est un fait de notoriété triviale, c'est que là où les maux sont fréquents et communs, on peut s'attendre à ce que l'homme cherche les moyens de s'en délivrer. Or, messieurs, c'est en Hollande, sur cette terre qui serait constamment submergée sans l'énergie admirable de ses habitants, c'est là que la phthisie et les scrofules se manifestent dans toute leur hideuse vérité et dans leurs effrayants résultats.

Quand on voyage en Hollande, on n'est plus étonné que la phthisie et les scrofules soient *endémiques* dans ces contrées. Là, presque toutes les lois de la nature ont été contrariées : l'eau, qui partout ailleurs séjourne dans les lieux bas, est comme suspendue au-dessus des terres dans des canaux qui la contiennent et la font servir à tous les besoins du commerce ; la mer elle-même, plus élevée que les terres, inonderait le pays par ses marées, si le Hollandais ne l'avait contenue à l'aide de puissantes digues. Le Rhin, ce grand et magnifique fleuve que la nature semblait nous avoir donné pour limite, arrivé en Hollande, ne peut de lui-même se déverser dans la mer, les terres de la Hollande étant trop basses pour lui offrir une pente. Placée entre l'inondation d'un grand fleuve et celle de la mer, la Hollande, dont la nature avait fait un vaste marais qui, dans les temps anciens, dut produire des épidémies fatales pour l'Europe ; la Hollande a dompté la nature dans des proportions gigantesques.

Toutes les embouchures des grands fleuves, selon la remarque judicieuse du docteur Gosse, engendrent des maladies graves. En effet, vous

trouvez la peste à l'embouchure du Nil, le
choléra à l'embouchure du Gange, la fièvre
jaune à l'embouchure du Mississipi, le typhus à
celle du Volga. Vous trouvez, messieurs, une
peste d'une nature particulière à l'embouchure du Rhin, je veux dire les fièvres intermittentes, les scrofules et la phthisie. Par-
courez la Hollande et surtout les parties où le
terrain est au-dessous du niveau des eaux,
et vous serez frappés par la vue des scrofuleux
et des phthisiques. En Egypte on s'est occupé
des moyens de guérir la peste; dans l'Inde,
on s'est efforcé de guérir le choléra, de même
on s'est occupé en Hollande des moyens de
guérir les scrofules et la phthisie.

Je ne sais quel médecin recommandait de ne
point mépriser les remèdes populaires. Ce médecin était grand observateur. Personne, en
effet, n'a plus d'esprit que tout le monde, et
tout le monde, c'est le peuple. Or, dans le peuple il y a une instruction qui découle de l'expérience. Un Indien ignorant indiqua les ver-
tus du quinquina aux Européens; une vachère
révéla le pouvoir protecteur du vaccin à Jenner.
En Hollande, le peuple a devancé ses médecins

dans le traitement des scrofules et de la phthisie.

En vous parlant de phthisie en Hollande, je comprends tout ce que peuvent éprouver d'é-tonnement messieurs les médecins de Marseille. J'ignorais, en venant dans ses murs, que le docteur Boudin avait habité cette ville, qu'il était connu de vous tous, et que vous deviez avoir son ouvrage sur les fièvres intermittentes. En m'entendant parler de phthisie en Hollande, vous pouvez supposer que je me trompe, et que M. le docteur Boudin a raison. Je vous l'avoue, messieurs, c'est à regret que je cite un nom propre ; mais entre l'assertion de M. le docteur Boudin et la mienne, vous ne pouvez rester en suspens ; j'ai lu l'ouvrage de M. le docteur Boudin depuis que je suis à Marseille ; j'ai lu, page 72, chapitre *Antagonisme*, cette assertion hasardée :

« Si la fiévreuse Algérie exclut la phthisie pul-
« monaire, *le Delta du Rhin, en Hollande, l'ex-*
« *clut également.* »

La seconde partie de cette proposition n'est pas seulement inexacte, mais elle est complétement fausse. On a cruellement abusé de la crédulité de M. Boudin ; ceux qui lui ont parlé de la Hollande, qu'il ne peut avoir visitée, se sont fait un jeu de lui. La phthisie, messieurs, suit une progression ascendante de l'est à l'ouest. La Hollande, les Flandres, l'Angleterre, sont plus que décimées par la phthisie, et la phthisie règne là où il y a des fièvres intermittentes. En soulevant cette question de l'antagonisme de la fièvre intermittente, M. le docteur Boudin s'est trompé, il a mal compris et mal posé la question; il est à regretter que ce médecin, à qui je crois une haute portée, ne se soit pas éclairé des ouvrages anglais qui ont traité cette question il y a déjà un demi-siècle. Vous le savez, messieurs, la polémique engagée dans la presse par le docteur Boudin sur l'antagonisme de la phthisie et de la fièvre intermittente a eu du retentissement en Europe, et les opinions de M. Boudin ne seraient pas de nature à nous relever du reproche de légèreté que l'on nous fait si souvent, si le savant et judicieux Mémoire de mon ami le docteur Genest n'en avait fait une justice éclatante. Mais j'anticipe sur ce que j'aurai à dire plus tard, dans la seconde partie de mon Mémoire.

Messieurs, j'ai annoncé en débutant que la phthisie pulmonaire était guérissable non–seulement au premier, mais au second degré. Je le dis d'une manière plus positive pour la phthisie scrofuleuse. C'est dans cette question que je dois me renfermer, sans dépasser le temps trop court que vous accordez à nos Mémoires. Eh bien ! je l'affirme comme résultat de mes études, comme résultat de mes recherches, comme résultat de l'opinion des savants pathologistes les plus distingués, résultats qui élèvent cette question à l'état de démonstration. Oui, la phthisie tuberculeuse est curable, même pendant la période de ramollissement, période qui, à mes yeux, se traduit et se manifeste par la fièvre, les sueurs et l'amaigrissement.

Je viens, Messieurs, de visiter l'Angleterre, la Hollande, les Pays-Bas, les provinces rhénanes de Prusse, les bords du Rhin dans son long parcours : j'ai trouvé partout des preuves de l'opinion que j'émets. Après avoir consulté le génie du Nord, je suis venu consulter le génie du Midi; j'ai la confiance que ce ne sera pas en vain. Si vous partagez mon opinion sur la guérison de la phthisie au deuxième degré, proclamons, messieurs, cette vérité consolante, proclamons-la hautement. Portons l'espoir et la consolation dans les familles, et prouvons au monde que les savants et les médecins ont toujours à cœur de faire progresser les véritables intérêts de l'humanité.

DEUXIÈME PARTIE.

ERREUR DU TRAITEMENT ORDINAIRE DE LA PHTHISIE.
NOUVELLE MÉTHODE,
OU TRAITEMENT RATIONNEL DE LA PHTHISIE.

> La bonne médecine et la raison
> marchent ensemble.

MESSIEURS,

S'il pouvait rester un doute dans l'esprit de quelques personnes sur l'utilité des congrès, ce doute disparaîtrait devant les avantages signalés de nos réunions. La nature a donné à tous les hommes une part d'intelligence qui s'exerce sur ce qui les entoure. Cette intelligence appliquée au Nord, au Midi, à l'Est, à l'Ouest, représente l'esprit humain en travail sur le vaste domaine de la science, et de même que cette bienfaisante nature a donné à chaque climat des fruits qui lui sont propres, de même elle a donné à chaque pays et à chaque peuple des qualités particulières. Sous l'influence du ciel du Nord, les savants septentrionaux tracent profondément des sillons où ils voient se développer lentement mais sûrement les germes qu'ils y déposent. C'est là ce qu'a fait la pathologie dans le domaine de la science. C'est, messieurs, passez-moi l'expression, le matérialisme du savoir.

Dans le Midi, sous le ciel qui mûrit si vite les moissons et les fruits, la pensée est plus hâtive; elle ne subit pas le même travail d'élaboration que dans le Nord, elle jaillit, pour ainsi dire, du cerveau par inspiration. Aussi trouve-t-on souvent dans le Midi des hommes qui ont devancé leur temps, dont les idées n'ont pas été comprises, parce que le travail de leur maturité n'était pas arrivé.

Je le disais hier, messieurs, il n'y a rien de nouveau sous le soleil. Mais s'il n'y a rien de nouveau comme invention, il y a du nouveau, comme application de ce qui a été inventé. Ce qui ne pouvait être adopté il y a cinquante ans, ce qui paraissait chimérique, est exécuté aujourd'hui, et c'est là une nouveauté normale, car une idée, tant qu'elle reste à l'état d'idée, n'est qu'un germe; il faut, pour compléter son existence, qu'elle arrive à l'état de fait. Louons donc ces nobles penseurs qui ont devancé leur temps et qui nous ont livré en germe les pensées dont la fécondation suffit à notre gloire.

Hier, en vous citant des exemples d'hommes ayant atteint un âge avancé et portant des tubercules dans les poumons, j'oubliai de vous parler du célèbre et malheureux Delpech ; les faits de ce genre sont innombrables, le temps me manque pour en citer quelques-uns.

En réalité, ce qui tue ordinairement les malades, ce n'est pas le mal local pour lequel on les traite, c'est surtout le trouble et le désordre que ce mal local produit.

En effet, nous voyons tous les jours des milliers d'individus vivre avec des maladies locales et malgré des maladies locales ; parmi ces individus on voit fréquemment des phthisiques exister avec des tubercules latents, pendant un grand nombre d'années, comme ce soldat qui portait dans les poumons une balle enchatonnée, sans en éprouver le moindre dérangement ; dans la phthisie, le mal local n'est dangereux que lorsqu'il porte le désordre dans les fonctions de l'économie ; s'il reste latent, bien qu'il existe, il est inoffensif. Or, messieurs, dans les maladies héréditaires, le mal a une époque d'évolution, de développement et de malignité qui correspond ordinairement à l'époque pendant laquelle les parents furent affectés. Dans la phthisie ce point est extrêmement important, car si l'on peut retarder l'évolution, ou plutôt l'époque d'irritation du tubercule, on peut atteindre l'âge pendant lequel le tubercule est moins dangereux. Après trente ans, en Hollande, on se croit à l'abri de la phthisie, mais alors il se passe un phénomène que je décrirai plus tard.

Pour prévenir le développement de la phthisie, il faut modifier la constitution, et pour cela, il faut s'occuper avec intelligence de l'éducation physique du jeune âge ; il faut surtout bien connaître les différents phénomènes de la croissance, car c'est surtout pendant la croissance que l'on peut greffer une constitution meilleure sur une constitution congénitale prédisposée à la phthisie.

Ici, messieurs, je pourrais vous lire un traité complet à ce sujet ; j'ai dû à cette belle pensée un peu de réputation en Angleterre, et la seconde édition anglaise de mon ouvrage, publiée en 1837, entre sur cette matière dans des détails complets. Je néglige donc à dessein de vous occuper des moyens prophylactiques pendant la première période de la phthisie, pour ne m'occuper que des moyens de traitement pendant la période de ramollissement et d'expectoration.

En vous proposant une nouvelle manière de traiter et de guérir, il faut que je vous dise pourquoi je la propose. Vous le devinez sans doute, c'est que je ne suis pas content des traitements généralement employés ; c'est que ces traitements me paraissent routiniers, irrationnels, absurdes même et dénués de cette grosse raison qui distingue quelquefois les gens du peuple. Quand je dis que je ne suis pas satisfait des traitements employés, n'allez pas croire que je parle de quelques médicastres de village : je vous parle des sommités de notre capitale, et, s'il faut enfin en nommer un, je vous parle de M. Louis, que l'on regarde assez communément comme le plus classique.

M. Louis est un historien des tubercules, il ne croit pas à la guérison de la phthisie, et cependant il donne un traitement ; mais aussi quel traitement !

Voici les médicaments énumérés par M. Louis :

1° Protoiodure de fer ;

2° Chlorure de sodium ;

3° Sous-carbonate de potasse ;

4° Sel ammoniac ;

5° Chlorure de chaux ;

6° Chlore gazeux ;

7° Digitale ;

8° Acide hydrocyanique ;

9° Créosote ;

10° Iode.

Le chlorure de fer peut être employé avec avantage dans le traitement de la phthisie chez les sujets lymphatiques. M. Louis ne donne aucune indication pour la convenance de son emploi.

Le chlorure de sodium, qu'il a employé sans résultat, est une modification précieuse quand on veut obtenir l'engraissement ; M. Louis ne soupçonne pas son utilité.

Le carbonate de potasse, préconisé par M. Pascal, de Strasbourg, est cité, mais n'a pas été essayé.

M. Louis n'a pas expérimenté non plus le sel ammoniac, le chlorure de chaux et le chlore.

M. Louis nous dit avoir donné la digitale sans succès.

L'acide hydrocyanique, donné par Fantonetti, de Pavie, ne trouve aucun appui chez M. Louis. La créosote lui inspire du scepticisme. Enfin, l'iode, dont Guersent et Black reconnaissent le pouvoir modificateur dans la phthisie strumeuse, ne reçoit de M. Louis aucune lumière.

Que nous apprend donc M. Louis pour nous aider dans le traitement de cette maladie? Hélas! messieurs, je suis obligé de vous dire que l'ouvrage le plus savant sur les désorganisations du poumon est le plus pauvre sur les moyens de rétablir ces désorganisations. Si vous voulez savoir la forme probable des tubercules de votre poumon, adressez-vous à M. Louis; mais ne lui demandez pas les moyens de guérir. M. Louis a passé sa vie dans les amphithéâtres, il a disséqué des milliers de cadavres, mais il ne dit pas combien de phthisiques il a guéris!

M. Louis a cependant rendu un grand service à la science de la pathologie : avec son esprit patient et attentif, il a décrit minutieusement toutes les formes de la désorganisation pulmonaire. Ce qu'il a fait n'est plus à faire, il est à regretter toutefois que ce grand anatomiste se soit laissé absorber par les dissections et les autopsies, et qu'il ait négligé la thérapeutique, dont le but n'est pas de décrire les maladies, mais de les guérir.

Voilà, messieurs, pourquoi je ne suis pas content du traitement de la phthisie, même par les grands médecins; et comme les autres médecins, par confiance, par imitation ou par paresse, suivent les erreurs de ces guides distraits ou aveugles ou indifférents, j'ai cherché des guides meilleurs dans l'observation, dans la méditation et dans l'analyse consciencieuse des faits.

Permettez-moi de négliger un instant le langage technique de la science, et de vous parler aussi simplement que possible. Que se passe-t-il pendant la vie chez les phthisiques lorsque les tubercules se ramollissent? en d'autres termes, pendant la seconde période de la phthisie? L'observation de ces différents phénomènes me paraît plus utile que la description du tubercule après la mort.

Eh bien! le malade a de la toux, des sueurs,

de la fièvre; il expectore une matière purulente, de couleur jaunâtre ou d'un gris verdâtre; quelquefois cette matière est mêlée de sang. Quelquefois l'haleine est forte, infecte même. La fièvre redouble et a parfois deux accès dans vingt-quatre heures. *Le malade perd ses forces, l'amaigrissement fait des progrès sensibles.*

Il y a dans le poumon un corps étranger qui produit une plaie, c'est une épine qui blesse et qui doit être rejetée.

Voilà le phénomène morbide de ce poumon; il s'y passe un travail d'élimination. Vous avez tous les symptômes de la formation d'un abcès phlegmoneux chez des individus affaiblis. Si vous ne vous empressez pas de soutenir le malade dans cette crise extrême, bientôt la maladie fera des progrès, passera à la troisième période, et elle sera alors au-dessus des ressources de l'art.

Le célèbre Didier disait que « la phthisie n'était qu'un phlegmon suppuré et ouvert. » Il est évident qu'il parlait d'une phthisie avancée. Je partage son opinion, dans ce sens que le tubercule ramolli produit nécessairement un ulcère.

Or, cet ulcère est influencé, comme tous les ulcères, non-seulement par les diathèses individuelles, mais il le sera encore puissamment par
l'état des saisons et par la constitution de l'atmosphère.

Tous les ulcères extérieurs peuvent être abri-
tés contre l'action directe de l'air ; l'ulcère du
poumon, qui ressemble beaucoup à un ulcère
variqueux par les nombreux vaisseaux qui le
croisent et le sillonnent, est, de tous les ulcères,
celui qui doit le moins être abandonné à lui-
même. L'ulcère des poumons est donc de tous
les ulcères le plus défavorable à un traitement.

Or, si l'ulcère du poumon ressemble à un
ulcère variqueux, indépendamment de la diathèse individuelle, il faudra faire une compression.

Et si vous ne pouvez traiter la plaie ou l'ulcère topiquement, il faut au moins avoir recours aux moyens généraux qui soutiennent le
malade, comme on le fait dans la bonne chirurgie.

Mais chez un individu qui perd quelquefois
du sang en expectorant et du pus avec ses crachats ; chez un homme qui se consume, s'af-

faiblit et s'éteint, que fait-on? on lui tire du sang, ou bien encore on le met à la diète, on lui fait respirer du goudron, du chlore et des chlorures, — dans presque tous les cas on le nourrit à peine. Faut-il s'étonner qu'avec de pareils traitements les sectes médicales pullulent dans le monde?

Pendant sa dernière croissance, lorsqu'un adolescent dépérit, il doit être soutenu de manière qu'il puisse réparer ce qu'il perd, et continuer à compléter sa croissance. Est-ce bien là ce que l'on fait? Et cependant, que perd un phthisique pendant le ramollissement des tubercules? Il perd l'élément nutritif du sang, il perd de la fibrine et de l'albumine. Or, je vous le demande, ferez-vous jamais un atome de fibrine avec du sel de cuisine seul, de l'iode, du chlore ou de la digitale, du goudron? La chair fait la chair, messieurs. Les substances animales sont éminemment réparatrices pour le dépérissement de l'homme, et c'est erreur que de chercher à réparer de grandes lésions, à l'aide de minéraux, de tisanes, de gomme et de faibles aliments.

Lisez, messieurs, les belles expériences de

Bouchardat et de Sandras qui prouvent que, de tous les éléments d'assimilation, la fibrine doit être mise au premier rang.

Lisez les expériences d'Aubry, de Dumas, de Bousingault, de Payen et celles d'Andral, et vous serez convaincus de ce que je dis au sujet de la réparation des pertes éprouvées par les phthsiques.

Voulez-vous une preuve banale que la chair fait la chair? voyez les cuisiniers, les charcutiers, les bouchers, ne sont-ce pas les émanations animales saines qui les préservent de la phthisie et des maladies débilitantes?

A mes yeux, messieurs, la fièvre, les sueurs, l'amaigrissement chez les phthisiques sont l'indice d'un travail de ramollissement d'un ou de plusieurs tubercules. La toux, les sueurs, la fièvre, l'amaigrissement, sont les symptômes *vulgaires* qui doivent appeler l'attention des malades et des parents; non qu'il faille toutefois négliger les autres symptômes, mais parce que la toux, la fièvre l'amaigrissement annoncent le trouble général de l'économie, trouble auquel il faut porter remède. Avez-vous vu, messieurs, mourir beaucoup de phthisiques

en embonpoint? Vous répondrez négativement, car dans tous les hôpitaux et dans la
pratique civile, la vue des phthisiques frappe
par leur maigreur.

Pour moi, messieurs, sans avoir recours à
l'auscultation et à la percussion qui, certes,
rendent de très-grands services, je juge souvent un phthisique à son aspect, par les muscles du cou, par l'état de la poitrine et par
le mouvement respiratoire, par l'ensemble.
Mais tant que le malade conserve de l'embonpoint, tant que ses formes ne sont pas altérées,
que la fièvre est modérée, que la digestion est
possible, il me reste de l'espoir et un espoir jus-
tifié, malgré les pronostics du stéthoscope.

En effet, le malade dans ces conditions peut
voir sa phthisie passer encore à l'état latent.

Que fait-on quand on traite des phthisiques
par des moyens débilitants? On les tue plus
vite, comme si on était impatient de voir par
l'autopsie des poumons tous les désordres produits. Je le répète, les médecins d'aujourd'hui
semblent plus occupés à connaître comment
l'on est mort, qu'à rechercher les moyens de
faire vivre.

On me disait dernièrement en Allemagne, avec un peu d'ironie, vous avez donc beaucoup de sang, messieurs les Français, puisque vous le perdez si aisément et si abondamment? Vous saignez des phthisiques et des fièvres typhoïdes sans pitié. Vous saignez toujours et *coup sur coup!!!* N'y a-t-il donc d'autres moyens de combattre l'inflammation, que les saignées et les sangsues?

On a beaucoup parlé dernièrement d'antagonisme entre la phthisie et la fièvre intermittente. M. Boudin nous cite Harrison; il eût pu nous citer Wells; mais, même en citant Harrison, M. Boudin ne saisit pas toute la portée de cette citation.

Oui, messieurs, il y a antagonisme entre la fièvre intermittente et la phthisie, mais non comme l'entend M. Boudin.

L'illustre et savant Dumas avait écrit un mémoire sur les avantages et les inconvénients de la fièvre. Il disait : que de toutes les affections qui peuvent se développer à l'avantage des maladies chroniques, il n'y en a point dont l'effet soit plus assuré et plus puissant que celui du mouvement fébrile.

Hippocrate n'a-t-il pas dit : *Febris spasmum solvit?*

« Il existe, disait encore Dumas, une sorte d'opposition et d'antagonisme entre les vaisseaux lymphatiques, les glandes du tissu cellulaire, les membranes muqueuses et le système vasculaire sanguin. Leurs développements, leur action, leur influence suivent des proportions inverses, de sorte que l'énergie et la force des uns diminuent par les mêmes circonstances qui augmentent celles des autres. La fièvre développe les forces du système vasculaire et doit par conséquent modérer les affections des organes lymphatiques, cellulaires et muqueux. »

Je comprends, messieurs, que la fièvre intermittente fasse antagonisme à la phthisie, quand il y a changement de lieu, d'air, d'habitude ; les exemples de ce genre sont fréquents ; comme je conçois que l'imprégnation fœtale modère et modifie la phthisie, comme les voyages modifient la phthisie, comme les localités bien choisies et bien appropriées modifient et améliorent la phthisie.

C'est dans ce changement d'état, dans le

nouvel excitant que produit une fièvre intermittente comme modificateur d'une fièvre continue, que consiste l'antagonisme de Wells et
d'Harrison, méconnu par le docteur Boudin.
Voilà pourquoi certains phthisiques envoyés à
Amsterdam ou dans des localités marécageuses
se trouvent modifiés par une fièvre intermittente.

Le savant et honorable docteur Gosse, de
Genève, me rapportait naguère le fait suivant :
Une de ses clientes, atteinte de phthisie, fut de-
mandée en mariage ; on hésitait à la laisser ma-
rier à cause de son état de santé. Enfin on con-
sentit à son union. Elle alla habiter avec son
mari une localité où régnaient les fièvres intermittentes ; elle prit la fièvre intermittente,
fut traitée pour cette fièvre et guérit complète-
ment.

L'influence des localités est un des points de
la médecine les moins connus. Les médecins
retireraient d'immenses avantages des voyages, s'ils étudiaient les localités qu'ils visitent
et qu'ils recommandent. Le merveilleux effet
du changement de lieu dans la coqueluche devrait amener les médecins à étudier davantage

cette influence, car dans le traitement de la phthisie elle est immense ; mais il n'y a pas de localité qui réponde à toutes les formes de phthisie, et voilà pourquoi des localités vantées sans discernement sont sans résultat sur certaines phthisies, à qui elles ne pouvaient convenir. Il y a des phthisiques qui retireront le plus grand avantage de l'air des montagnes, d'autres en retireront de l'air des marais, d'autres de l'air de la mer. Il y a des phthisiques qui mourront plus tôt à Nice qu'à Amsterdam, Londres ou Paris. La science du médecin consiste à recommander l'air qui convient à une forme donnée de la phthisie.

Outre la fièvre intermittente et l'imprégnation, qu'on peut regarder comme antagonistes de la phthisie, il faut ajouter l'asthme artificiel. Le docteur Ramadge a été un des premiers à indiquer cet effet, et j'ai eu occasion de vérifier mainte fois son exactitude. Le même médecin reconnaît d'autres maladies antagonistes ; je ne pourrais, avec justesse les citer de mémoire. Si vous examinez les phthisiques guéris, vous les trouverez fréquemment asthmatiques. Pour ceux qui connaissent la contexture des poumons, cet effet ne saurait les surprendre. Mais comment produire un asthme artificiel pour guérir un phthisique ? Je ne puis dans un si court mémoire vous donner ces moyens.

Dans l'ouvrage de M. Bressy, qui me désespérerait, si j'avais quelques prétentions à l'invention, je trouve ce qui suit : « La pulmonie, « qui se termine ordinairement par la mort « dans un ou deux ans, émoussée par le *suétudinisme*, prend le nom d'asthme et dure, « même avec une sputation purulente, trente, « quarante, cinquante ans et plus. »

Il est incontestable que les maladies s'équilibrent, se balancent, se neutralisent ; quelquefois elles se transforment. Cette observation est aussi ancienne que la médecine, et Hippocrate l'indique lorsqu'il dit que la pleurésie peut passer à l'état d'empyème si la matière purulente n'est évacuée dans l'espace de quinze jours, et ensuite à celui de phthisie, si l'établissement de cette sécrétion était retardé au delà du quarantième.—Les observations modernes confirment cette sentence d'Hippocrate. Tous les praticiens ont vu des phthisies qui ne devaient

leur origine qu'à des péripneumonies mal trai-
tées ou trop souvent renouvelées.

Mais la phthisie n'est-elle pas modifiée, ou
plutôt ne se transforme-t-elle pas aussi en d'autres maladies? Laennec rapporte l'observation
d'une femme dont la phthisie fut modifiée par
un emphysème.

L'adhérence du poumon aux plèvres se rencontre presque constamment dans la phthisie ;
ces adhérences, dit Andral, sont toujours en
proportion avec les altérations pulmonaires ;
quand on n'en trouve pas on ne trouve pas non
plus de grandes excavations ; or, ces adhérences
sont un acheminement vers la guérison de la
phthisie ; la nature indique le lieu où peut se
pratiquer une issue au pus qui désorganise le
poumon et qui n'a pu être expulsé par les voies
naturelles.

Après avoir cité les vues d'autrui, permettez-
moi, messieurs, de vous citer les vues qui me
sont propres, et de vous parler de l'élément vé-
ritablement antagoniste de la phthisie.

Ici, messieurs, je crois marcher dans une
route nouvelle ; je ne dois l'opinion que j'avance
qu'à mes réflexions et à l'observation, car dans

aucun ouvrage je ne vois rien qui puisse être présenté pour réclamer la priorité de cette espèce de découverte. Je dis plus, et je le dis à regret, tous les auteurs se répètent avec une déplorable uniformité, comme s'ils renonçaient à penser par eux-mêmes.

Le véritable antagonisme de la phthisie est dans l'état adipeux.

Si vous suivez ce que je vais lire, votre esprit sera aisément convaincu de ce que j'avance. C'est le propre des idées simples de frapper par leur vérité et leur simplicité, et généralement on s'étonne de n'avoir pas eu ces idées plus tôt.

Qu'est-ce que le poumon, messieurs? Un parenchyme, une substance qui nous paraît spongieuse, en réalité une substance composée de vaisseaux artériels, de vaisseaux veineux, de branches ramifiées presque à l'infini, et se terminant en petites cellules qui reçoivent l'air. Ces canaux si nombreux, ces conduits d'air et de liquide, comment se tiennent-ils ensemble? par un tissu cellulaire très-mince.

Or, dans l'amaigrissement général, ce tissu cellulaire souffre comme les autres tissus, et les mille conduits aérifères et liquides sont affaiblis. Qu'il survienne alors un travail d'inflammation ou d'irritation seulement par des corps étrangers, il faut que le travail porte complétement sur le tissu délicat des artères, des veines et des membranes ; que ce parenchyme se déchire, voilà des hémoptysies, et quand ces hémoptysies arrivent, véritable résultat d'une déchirure ou d'une plaie des poumons, comment pourra-t-elle se cicatriser avec des bouches constamment béantes ?

Éminemment régénérateur le tissu cellulaire vient dans les poumons jouer plusieurs rôles. Il soutient le parenchyme pulmonaire, répare ses pertes ; il donne de la fermeté à l'ensemble ; s'il y a hémoptysie et si cette hémoptysie a causé une déchirure, le tissu cellulaire rapproche en quelque sorte la petite plaie et la met dans des conditions de rétablissement. Chez quels sujets voyez-vous des plaies se fermer plus vite en chirurgie ? Est-ce chez les individus émaciés, amaigris, faibles, ou chez des individus jouissant d'une quantité normale de tissu cellulaire ? Qu'un accident arrive à un pauvre scrofuleux, ou qu'il arrive à un houcher, lequel des deux sera plus tôt guéri? La réponse est si simple que je ne dois pas l'attendre.

Le tissu cellulaire, dit M. de Blainville, tombe dans une véritable atrophie chez les sujets émaciés et atteints d'une maladie qui altère profondément la nutrition. La plupart des éléments organiques sont dans un état d'appauvrissement; le tissu cellulaire se montre dans cet état; puisqu'il est la base d'organisation de tous les solides, c'est essentiellement lui qui doit être le point de départ de leur atrophie.

En théorie, il est aisé de comprendre que dans un poumon où il y a déchirement du parenchyme et ramollissement du tubercule, il faut qu'il y arrive d'une manière ou d'autre des éléments *réparateurs*. L'élément adipeux contient éminemment ces principes réparateurs. La fibrine se trouve toute formée dans les corps animaux. Si les végétaux sont moins nourrissants que les éléments sortis du règne animal, c'est que le règne animal produit de la fibrine toute faite. Or, messieurs, dans le ramollissement des tubercules et l'expectoration du sang ou du pus des poumons, le malade perd de la

fibrine, il perd la substance nutritive éminemment réparatrice ; et, dans de pareilles circonstances, il y a des hommes assez fanatisés par
un système, pour saigner sans cesse leurs malades et pour les priver presque de nourriture.
Il y en a d'autres qui sont assez aveugles pour
attendre des miracles exclusivement du sel de
cuisine, d'autres du chlore, d'autres de l'*ammoniac* ou du goudron. Etonnez-vous, quand
vous voyez des hommes sensés, des médecins
réguliers, être sous l'empire d'une hallucination
systématique ! Etonnez-vous que des charlatans
réussissent ! Savez-vous quels sont ceux qui
réussissent ? Ce sont ceux qui ont à traiter les
malades que vous avez débilités par la saignée,
les sangsues et la diète.

J'ai dit que l'élément adipeux jouait plusieurs rôles. En effet, l'élément adipeux est celui qui fournit les matériaux indispensables
à la combustion respiratoire. N'est-ce pas la
graisse qui fournit des matériaux à la combustion chez les animaux hivernants ? N'est-ce pas
la graisse qui est placée par les savants modernes en tête des agents de la respiration, en d'autres termes, des aliments de la respiration ?

Eh bien! s'il n'y a pas dans le corps de l'homme, soit à l'état de séquestration ou de réserve, soit par la nutrition, des agents de la respiration en suffisante quantité pour servir à cette fonction, la respiration attaque les sources de la vie en prenant dans les tissus eux-mêmes les éléments indispensables à son exercice. — J'étais, certes, bien près de la vérité lorsque j'écrivais en 1835, dans mon ouvrage sur l'*Hygiène de la femme*, que l'air usait les poumons chez les individus faibles ou débilités. Il les use, en effet, comme la flamme use en brûlant les doigts imprudents tenant une mèche dont les éléments graisseux sont épuisés.

Je vous ai parlé, il n'y a qu'un instant, de vitalisme; permettez-moi de vous parler des forces vitales.

Il y avait, messieurs, une grande sagesse dans la doctrine des forces. A mon avis, on n'a pas fait un progrès quand on a remplacé ce système par la doctrine de Broussais. Les forces étaient et sont encore le thermomètre et mieux encore le dynamomètre que le médecin doit toujours consulter.

Or, messieurs, dans la phthisie au second degré, pendant la période du ramollissement du tubercule, quand la fièvre éliminatrice existe, quand la purulence des crachats indique ce phénomène, croyez-vous que l'antiphlogistisme relève les forces ? Sans doute il faut quelquefois employer les moyens antiphlogistiques, mais ce que j'attaque ici, *c'est l'abus, c'est la manie, c'est la méthode d'épuisement* que je repousse ; car pour une plante comme pour un animal, il lui faut des sucs réparateurs pour ne point dépérir.

Les aliments que doit prendre le phthisique doivent répondre à trois phénomènes : à la nutrition ou entretien des organes, à leur réparation ou à leur croissance, et, enfin, à la respiration.

Dans la fièvre, il y a accroissement de respiration, de circulation et de dépérissement ; il faut donc qu'il y ait une alimentation qui réponde à ces fonctions et au résultat, à moins qu'à l'aide des modifications des phénomènes morbides on ne modère l'activité de la circulation et de la respiration.

La précaution générale qu'il faut observer lorsqu'on est dans le dessein d'exciter la fièvre, disait Dumas, c'est de soutenir les forces ou même de leur donner une activité nouvelle; car, tant que la nature est en pleine vigueur, qu'elle jouit librement de toutes ses forces, que rien ne manque à son énergie et qu'elle peut la déployer sans contrainte, elle se suffit bien à elle-même.

La méthode qui saigne et qui épuise est bien loin des opinions de Dumas et de celles que je préconise.

Toutes les sciences s'enchaînent et se donnent la main, messieurs, et les belles recherches de Liebig, Dumas, Payen et Boussingault feront plus pour le traitement de la phthisie que les descriptions de beaucoup de pathologistes. Mais puisque je vous parle de M. Boussingault, permettez-moi de vous dire ce que font tous les agriculteurs un peu éclairés, lorsqu'ils ont des vaches phthisiques. Puissiez-vous trouver dans leur exemple un enseignement.

— Les agriculteurs, messieurs, engraissent leurs vaches phthisiques. Dès qu'ils sont convaincus que les vaches sont dans cet état, ils s'efforcent de développer l'élément adipeux. L'amaigrissement cesse bientôt, et la vie des vaches serait fort longue, quoiqu'elles aient été phthisiques, si le boucher n'y mettait fin.

Dans l'ouvrage de M. Louis, nous trouvons quelques mots sur l'incompatibilité qui existe entre l'état gras du foie et les tubercules : l'auteur rappelle un fait cité par M. Reynaud, dans son Mémoire sur la phthisie des singes : Le foie gras des singes, dit-il, n'a jamais offert de tubercules, et lorsque le foie était tuberculeux, il n'y avait jamais de transformation graisseuse. —Croyez-vous que M. Louis ait tiré quelque induction de cette observation? Pas le moins du monde; il vous cite le fait, voilà tout. Le foie gras dans le singe n'a pas de tubercules, le foie tuberculeux ne présente jamais la transformation graisseuse. M. Louis vous raconte le fait, tirez-en les conclusions que vous voudrez, c'est votre affaire et non la sienne.

Pour moi, messieurs, l'observation de M. Louis est précieuse. C'est une perle dans un amas pathologique ; car il résulte évidemment de ce fait, que le tubercule et l'élément graisseux sont dans un état véritable d'antagonisme.

En causant naguère de mes vues sur la

phthisie avec un ancien colon de Saint-Thomas, avec un homme doué d'une grande observation, d'un jugement sûr et exercé, ce vénérable colon, dont l'amitié m'honore et que je nommerais, si je ne craignais de blesser sa modestie, me racontait ce qui suit :

« Il n'est pas vrai qu'il n'y ait pas de phthi« siques dans les pays chauds. Il y en a dans
« l'Amérique du Sud, il y en a dans les Antil« les et dans les anciennes colonies espagno« les ; et dans les Antilles on envoie tous les
« phthisiques à Orchila, à peu de distance du
« port de la Guayra. Là les phthisiques se nour« rissent d'une espèce particulière de tortue,
« et généralement tous ceux qui y vont
« en reviennent guéris ; mais ils reviennent
« dans un état d'embonpoint tel, que leurs
« amis et leurs parents ne les reconnaissent
« plus au premier abord. »

Si vous rapprochez ces faits de ce que l'expérience démontre tous les jours de l'innocuité de la phthisie pour les bouchers, les tanneurs, les charcutiers et les fondeurs de graisse, vous ne serez pas éloignés de reconnaître que le principe adipeux doit avoir quelque propriété capable de modifier puissamment l'état des phthisiques.

Le docteur Bressy a émis des idées ingénieuses sur l'utilité des vapeurs auxquelles il reconnaissait des propriétés béchiques, et il conseillait de faire transporter les malades dans les ateliers de fondeurs de graisses, afin qu'ils fussent exposés à respirer l'empyreume des graisses.

Il y a dans les substances animales des aromes qui nourrissent. Vous devez connaître, messieurs, les expériences de Bacon sur les émanations du pain, de la viande et des ragoûts. Cette expérience se fait tous les jours dans les cuisines, et dans les campagnes lorsqu'on envoie des phthisiques vivre dans des étables, où ils respirent une atmosphère imprégnée d'émanations de substances animales, en quelque sorte vivantes.

M. le docteur Mayor, de Lausanne, le noble vétéran de la chirurgie et l'une des plus belles gloires européennes, M. Mayor m'a rapporté des faits remarquables du séjour des étables combiné avec une hygiène rationnelle. Le temps me manque pour citer les nombreuses obser-

vations que je possède, mais en citant la source
pure où j'ai puisé ces observations, le nom seul
de cette source vénérable de la science est une
autorité pour nous.

Messieurs, les médecins qui ordonnent le
lait aux phthisiques sont dans le vrai; et dans
les localités d'eaux thermales, dans celles que
l'on vante pour la phthisie, à Wiesbade, à Ems,
à Bade, que j'ai visités, on ne prend jamais les
eaux sans lait. Or, je prétends que le lait fait plus
de bien aux phthisiques que les eaux; car chez
des êtres débilités, les eaux alcalines n'ont pas le
pouvoir de relever les forces ni de rétablir les tissus, de fournir au sang des éléments réparateurs.

Je crains qu'en énumérant les médicaments
dont parlait M. Louis, vous vous soyez mépris
sur mon opinion. Dans le traitement de la
phthisie, il y a des bases générales de traitement. Un cas de phthisie étant donné, il faut
déterminer la manière de le traiter : par le
changement d'air ou les modifications de l'air,
par l'alimentation, par des maladies antagonistes, par la compression interne du poumon,
ou l'asthme, par des maladies de peau, enfin
par l'engraissement.

« Cela veut-il dire, messieurs, que je fais table rase de tout ce qui a été fait ? Nullement. Les médicaments minéraux énumérés d'après M. Louis, je les regarde comme des modificateurs *secondaires*. Il peut être très-utile de ralentir les mouvements du cœur, d'employer les alcalins, le chlorure de sodium dans l'engraissement. Je reproche à M. Louis l'insuffisance des moyens qu'il présente. Il ne vous parle pas de l'aconit, des préparations d'argent, de l'antimoine, ce grand modificateur des bronches ; il ne vous dit rien de l'ergotine, ce puissant antihémoptysique ; il ne vous parle ni des huiles animales, ni du *liber-trann*, ni du muriate d'or, ni des naphtes, ni du lichen carraghen, ni de l'agaric, ni de l'acétate de plomb, etc. M. Louis est désespérant pour le traitement.

« Or, messieurs, comment guérir des malades si l'on ne connaît pas tout et si l'on ne peut choisir les médicaments à employer ? Dans leur ignorance de la puissance des médicaments, les élèves du physiologisme font bien de s'abstenir ; car comment doseraient-ils ces médicaments d'après leurs forces, eux qui ne les connaissent pas ? Ce fut un malheur, messieurs,

que d'abandonner l'étude de l'action des médicaments; et c'est encore un malheur d'abandonner le médicament entièrement au phar-
macien. Dans le traitement des phthisiques je
retrouve les mêmes erreurs : partout imitation, sans réflexion ; delà

Ignorance de l'état des forces ;

Ignorance des ressources de l'art ;

Ignorance des lois de la nature et des modes
de rétablissement ;

Scepticisme quant à la guérison ;

Indifférence pour les malades ;

Remèdes donnés au hasard ;

Ignorance des localités recommandées et des
atmosphères artificielles ;

Ignorance de la nourriture la plus diges-
tible ;

Ignorance des maladies ou états antagonistes ;

Ignorance de la dilatation des bronches ;

Ignorance de la gymnastique pulmonaire ;

Ignorance de l'engraissement ;

Ignorance, enfin, de la ponction de la poitrine.

En vérité, l'ignorance médicale est bien

grande ! Avec de tels éléments peut-on guérir ? Eh bien ! messieurs, un des plus grands obstacles que l'on rencontre, c'est l'opposition des *préjugés médicaux*. On ne conçoit pas que des médecins aient des préjugés, et on ne le croirait pas, si l'on n'en voyait tous les jours des preuves.

Savez-vous, messieurs, ce que sont des médecins à préjugés ? Ce sont des révolutionnaires. Vous vous étonnez de ce mot, messieurs. Le grand Bacon l'a dit : « En effet, un homme stationnaire au milieu des progrès du présent est un révolutionnaire. » Cela s'applique à tout dans les progrès du monde.

Un nouveau médicament est employé : attendez, et vous verrez bientôt un de ces révolutionnaires à *reculons* s'efforcer de prouver que le médicament qui a guéri n'a pas dû guérir. L'a-t-il expérimenté ? Non. S'il l'a expérimenté, l'a-t-il pris à bonne enseigne ? Il n'en sait rien. Lorsqu'il l'a employé, avait-il une instruction suffisante sur le nouvel instrument qu'il maniait ? Non. Et c'est ainsi, c'est avec cette déplorable négligence que sont gouvernés les malades.

Je vais jeter au milieu de vous, messieurs, un sujet de discussion : je vous demande à être spectateur de la lutte et à n'être point forcé d'y prendre part.

Dans le traitement de la phthisie au second degré, dans la phthisie la plus commune, je recommande et j'emploie le *liber-trann*, en d'autres termes, l'huile de foie de morue ; je regarde cette huile comme un des *premiers* aliments pour commencer l'engraissement.

Pour être sûr de l'action du médicament et de ses effets, il faut vous assurer d'abord si vous avez bien ce médicament. Il faut étudier son mode d'administration, sa qualité ; car si l'un de vous opère avec de l'huile blanche, produit de la putréfaction, un autre avec de l'huile blanche, produit de l'expression, un troisième avec de l'huile brune, croyez-vous qu'avec ces trois variétés vous puissiez avoir les mêmes résultats ? Non, certes.

Messieurs, je signale à votre attention, non pas un médicament nouveau, mais un aliment et un médicament populaire dans toute la Hollande, sur les bords du Rhin et sur les côtes de la Baltique.

L'emploi du *liber-trann* est un spécifique dans le rachitisme et les scrofules ; il est donné avec avantage dans la *phthisie strumeuse*. Mais quelle qualité d'huile doit être donnée, dans quelle condition et de quelle manière doit-elle être donnée ? Voilà, messieurs, ce qui fera le sujet d'un autre Mémoire. Que le peuple se trompe en administrant un médicament, personne ne le blâme : il n'en est pas ainsi du médecin ; celui-ci a une responsabilité, et on a le droit de lui demander de ne pas agir aveuglément comme le peuple.

Le *liber-trann* n'est pas infaillible ; mais, après les recherches auxquelles je me suis livré, les insuccès viennent des contre-indications, de la falsification ou de l'impureté du médicament. Il y a peu de remèdes, peu de médicaments qui puissent se donner dans tous les cas, dans toutes les maladies.

Seutin, chirurgien en chef de l'hôpital Saint-Pierre, à Bruxelles ; Clugg, directeur en chef des travaux anatomiques ; Nuckel, Fisher, Heymann, médecins de l'hôpital civil de Cologne ; Albers de Bonn, professeur d'anatomie pathologique ; Nossé, professeur de médecine ; Che-

lius, professeur et chirurgien à Heidelberg ;
Fabricius, chirurgien de l'hôpital de Francfort ; Forget, à Strasbourg ; Groshan, professeur
de clinique, à Rotterdam ; de Young, à La Haye ;
Desertine, Alsbersberg, à Leyde ; Zuringar et
Tillanus, professeurs, l'un médecin et l'autre
chirurgien en chef des hôpitaux d'Amsterdam ;
Meessens, professeur à Gand : telles sont, messieurs, les autorités que je vous nomme et que
je vous présente comme ayant préconisé sans
réserve l'emploi du *liber-trann* dans toutes les
affections scrofuleuses ; enfin j'ajouterai à ces
grands noms, qui feraient à eux seuls un bril-
lant congrès, j'ajouterai, dis-je, le docteur Pe-
reyra de Bordeaux, dont vous avez déjà analysé les travaux.

Pendant longtemps, messieurs, le *liber-trann*
ne fut employé que pour les rhumatismes
chroniques, et Sauvage en parle dans sa *No-
sologie méthodique*. Les propriétés que l'on
reconnaissait alors à l'huile étaient certes de
nature à attirer l'attention des médecins, et
à la faire employer dans d'autres maladies.
Selon Percival, cette huile calmait les douleurs, produisait de la diaphorèse, favorisait

l'excrétion des urines et des selles. L'action de ce médicament, disait Percival, produit une crise par les sueurs, par les urines troubles et chargées, ou par des selles abondantes. Percival parlait le langage médical de son temps.

Un essai sur l'efficacité de cette huile fut publié par le docteur Giovanni Antonio Marino, et présenté par M. Malacarne dans les *Mémoires de mathématiques et de physique* de la Société italienne, tome III. Dans cet essai, le docteur Marino confirme la vertu de cette huile dans les rhumatismes chroniques.

Pendant longtemps le monde médical s'occupa peu de ce médicament, et il resta entre les mains du peuple. Plus tard, Sommering et Heine indiquèrent, dans leurs ouvrages des *Maladies des vaisseaux absorbants*, l'action que ce médicament avait sur le système lymphatique, et il parut quelques thèses sur son emploi dans le rachitis. Messieurs, le rachitis, maladie qui fut endémique en Angleterre et qui a presque complétement disparu, est encore endémique en Hollande. Le peuple avait donné comme il donne encore le *liber-trann* dans cette occasion ; c'était un remède domestique auquel on avait confiance, par suite des résultats dont on était témoin.

En 1837, le docteur Tauflied, de Barr, inséra dans la *Gazette médicale* un Mémoire plein de faits, et capable de donner confiance en l'efficacité de ce médicament dans la carie scrofuleuse.

A cette époque, messieurs, j'exerçais à Londres depuis plusieurs années ; j'eus l'avantage de connaître le docteur Flick de Christiania ; peu de temps après, je fus aussi en communication avec le docteur Otto, de Copenhague. Ces deux médecins distingués me confirmèrent les heureux effets de l'huile animale extraite du genre gaddus.

J'employai la substance dont je vous parle dans ma pratique, j'en eus les plus beaux résultats. En 1837, le *liber-trann* était si inconnu à Londres, qu'on ne pouvait le trouver, même dans les pharmacies des apothicaires (*Apothecaries Hall*), et que le chimiste Court, de Regent Street, fut obligé d'écrire en Hollande pour s'en procurer.

Depuis 1837 jusqu'en 1844, j'ai constamment donné, en Angleterre, l'huile animale de *liber-trann* dans toutes les variétés strumeuses et dans quelques cas de phthisie, avec un succès réel.

En 1840, le docteur Rayé annonça que ce médicament pouvait être utile non-seulement dans certaines maladies scrofuleuses, mais encore dans les affections chroniques de l'estomac et des poumons. Vous connaissez, sans doute, les trayaux les plus récents.

Vous le savez, messieurs, il y a de grands médecins qui pensent que les tubercules dans les os sont une forme de rachitis ; que les maladies mésentériques chez les enfants sont de nature tuberculeuse, et qu'enfin le tubercule des poumons n'est que la même maladie localisée.

Je ne chercherai pas à mettre ces opinions d'accord ; mon but est de montrer les avantages de l'emploi d'un médicament dans la phthisie la plus fréquente et dans les scrofules, quelle que soit l'opinion des auteurs sur la nature de la phthisie et des scrofules. C'est de traitement et de guérison que je m'occupe, et non de discussions médico-philosophiques.

En vous racontant ce que j'ai vu dans mon voyage en Belgique, sur les bords du Rhin et en Hollande, je vous dis ce que j'ai appris ; vous en tirerez ensuite les conséquences que vous jugerez utiles dans l'intérêt de vos malades.

Bruxelles est une ville française par le langage ; à la tête de la chirurgie se trouve un homme éminent, progressif, passionné pour son art, et marchant presque toujours en avant de ses confrères : je veux parler du docteur Seutin.

Dans ses salles, vous rencontrez beaucoup d'enfants scrofuleux, avec engorgement des articulations, ulcères atoniques, et des désorganisations qui, dans tous les hôpitaux, nécessitaient autrefois l'opération et la perte des membres.

Depuis que le docteur Seutin emploie l'*oleum jecoris aselli*, il n'a presque plus d'opérations à faire pour tumeurs blanches, engorgements et ulcérations des articulations chez des scrofuleux. Le traitement est long, mais il est efficace. Ce que j'ai vu dans l'hôpital Saint-Pierre, je l'ai vu dans l'hôpital Saint-Jean, le plus bel établissement de l'Europe.

A Cologne, ville éminemment malsaine, l'huile est donnée avec le même résultat.

A Bonn, à Coblentz, à Francfort, à Mayence, à Heidelberg, à Strasbourg, même résultat. En Hollande, cette huile se trouve dans toutes les maisons. En visitant, à Amsterdam, les salles destinées à l'enfance, le docteur Tillanus m'a présenté plusieurs enfants sur lesquels l'huile avait obtenu des résultats merveilleux.

Le docteur Tillanus préconise surtout l'emploi de cette huile dans le ramollissement des vertèbres, dans l'engorgement des glandes mésentériques. Ainsi, messieurs, le succès de ce médicament dans toutes les formes des scrofules est un fait acquis à la science ; il repose sur l'observation des peuples comme sur celle des savants, et la France ne saurait rester plus longtemps en arrière des autres peuples, pour son emploi dans les maladies scrofuleuses.

L'emploi du *liber-trann*, pour lui conserver son nom hollandais, a-t-il eu les mêmes résultats dans la phthisie que dans les glandes scrofuleuses, dans les hydarthroses, dans les ulcères, les ramollissements scrofuleux? Ici, messieurs, je vous prie de remarquer avec quelle lenteur ce médicament a pris place dans le monde. En 1777, Percival l'employait en Angleterre; il fut le seul. Le peuple l'employait sur les bords de la Baltique; les médecins ne songèrent à l'imiter que lorsque des résultats sans nombre les forcèrent à s'en occuper.

Pendant six ans, je fus le seul à l'employer à Londres; et bien que mes prescriptions fussent librement données, les malades, qui portaient mes prescriptions où ils voulaient, ne trouvaient ce médicament que chez M. Court, chimiste dans Regent Street, lequel, à mon instigation, l'avait fait venir de Hollande.

Maintenant, l'on me demandera peut-être si je crois ce médicament infaillible. Messieurs, votre expérience et la mienne nous ont appris qu'il n'y avait pas de médicament infaillible; mais dans les scrofules, le *liber-trann* jouit de propriétés telles, que l'on peut le regarder comme leur spécifique.

L'Angleterre, qui a le bon esprit de s'approprier ce qu'elle trouve d'utile dans tous les pays ; l'Angleterre où, à cause de son cli-

mat, les scrofules règnent presque endémique-
ment, bien qu'à un moindre degré qu'en Hollande, l'Angleterre, dis-je, a adopté ce médicament; et, comme il arrive dans tous les
engouements de la mode, elle en fait aujour-
d'hui une panacée. Voilà, messieurs, le danger
pour ce médicament; à peine reconnu comme
utile dans certaines maladies, il est à craindre
qu'il ne soit employé sans discernement, qu'il ne
soit pas pur, que le désir du gain l'altère, le
falsifie, et dès lors on peut s'attendre à des con-
tradictions, à des oppositions diverses. Gar-
dez-vous de croire que je n'admets la curabilité de la phthisie pulmonaire que sous la
forme strumeuse. Cette forme est la plus commune, et je vous présente le médicament le plus
convenable; mais je démontrerai que toutes les
formes de phthisie sont curables en employant
les moyens qui leur conviennent. Il en est de
la phthisie comme des ulcères, la compression
est utile à presque tous; le traitement interne varie selon les diathèses. Au reste, le
liber-trann est utile dans toutes les formes de
phthisie, comme *aliment*.

Il y a, messieurs, pour les phthisiques, une

étude toute neuve encore à faire au sujet de leur alimentation : les éléments de cette étude sont épars, mais ils existent. Sans doute, l'estomac d'un phthisique avec fièvre et ramollissement partage la débilité générale de l'organisation, et alors, si vous lui donnez une alimentation trop forte, il ne la digère pas et il empire.

Je donne aussi dans ce but le lichen carraghen.

MM. les docteurs Fouillot, de Marseille, et Cavallier, m'ont présenté une substance gélatineuse ayant acquis de la dureté. Cette substance, apportée de Chine par le capitaine Blancard, est mentionnée dans le Manuel du commerce des Indes Orientales et de la Chine. Le capitaine Blancard avait appris en Chine que cette substance était surtout employée avec succès contre l'hémoptysie dans la phthisie pulmonaire.

Je prévois, messieurs, l'objection, ou plutôt l'observation que vous allez me faire. Nous donnons, me direz-vous, des bouillons, des viandes, des rôtis, souvent sans succès, et souvent cette nourriture est suivie d'exacerbation des symptômes.

Ici, messieurs, je vous répéterai l'observation que je vous ai déjà faite : il y a toute une science à créer sur l'alimentation des phthisiques ; il y a aussi toute une science à créer pour les localités et pour la nature d'air à conseiller aux phthisiques. Combien de médecins envoient des malades à Nice, à Marseille, sans avoir la moindre connaissance de la topographie de ces localités !

Je vous prie de remarquer, messieurs, que je ne viens pas vous présenter un spécifique, mais une méthode, et que cette méthode réclame de l'homme de l'art des connaissances positives non-seulement sur la phthisie, mais sur toutes les branches des sciences médicales. En effet, par l'étude et la connaissance des agents physiques, elle embrasse l'hygiène entière. Par l'antagonisme des maladies, elle exige une connaissance approfondie de ces maladies. Quel rapport y a-t-il au premier abord entre une fistule à l'anus et la phthisie ? Il y en a un très-grand, bien que M. Louis ne l'ait pas assez apprécié. Comment l'asthme artificiel peut-il modifier la phthisie et se substituer à elle ? Cette simple question a fait la fortune de plusieurs hommes en Angleterre. Quelle est la valeur des végétaux et minéraux employés dans la phthisie? Comme modificateurs secondaires, ils peuvent être utiles ; *et d'abord tous les agents qui ralentissent la circulation peuvent être utiles.* Comment l'engraissement fait-il antagonisme à la phthisie? Ici, messieurs, les faits instructifs abondent, mais ils sont épars ; je me suis imposé la tâche de les recueillir et de les examiner, de les peser, pour en retirer plus tard les enseignements les plus utiles. *Quels sont les médicaments–aliments les plus propres à commencer l'engraissement,* sera le sujet d'un mémoire détaillé.

Remarquez bien, messieurs, que la méthode que je présente, les empiriques ne pourront pas la prendre. Elle exige trop de savoir. Il y a loin de là à une lancette et à l'eau de gomme ou de goudron.

En effet, avec tous les phthisiques il faut préparer les poumons, avec d'autres, il faut user des agents physiques, du changement de localité, des voyages ; mais il ne faut pas envoyer des malades au hasard, sans connaître la localité que vous recommandez : si vous agissez ainsi, vous pourrez faire plus de mal que de bien. Si vous envoyez un phthisique en Afrique, dans une localité où règnent des fièvres pernicieuses, si votre malade y meurt de fièvres pernicieuses en trois mois, tandis qu'il eût pu ne mourir de phthisie que dans six mois à Marseille, votre conseil lui a été fatal.

Vous pouvez, sans déplacer le malade, employer une atmosphère artificielle : l'atmosphère des étables, celle des bouchers, des tanneurs, celle des bords de la mer.

Vous changez le type d'une fièvre continue en fièvre intermittente, plus accessible à vos moyens.

Il y a certaines maladies de peau antagonistes à la phthisie. J'en ai vu arrêter cette maladie.

L'*asthme* artificiel est un des procédés qui donnent les plus heureux résultats.

Bien que l'imprégnation puisse être utile aux femmes mariées, la continence est une condition plus favorable à la guérison de la phthisie qu'on ne le suppose, car il est connu que les eunuques engraissent et meurent rarement de phthisie.

Vous devez conseiller l'engraissement, étudier ses phénomènes et ses résultats.

Enfin, messieurs, dans les cas extrêmes, on peut conseiller hardiment la ponction du poumon. Mais ici, comme toujours, il faut bien distinguer dans quelle condition il faut faire l'opération. Dans certains cas on peut ouvrir une collection de pus et de tubercules ramollis avec la même sécurité que l'on fait ouvrir un abcès ordinaire.

Vous le voyez, messieurs, les ignorants ne vous prendront pas cette méthode. Elle exige trop de connaissances ; elle ne peut être employée avec succès que par de vrais médecins. Je ne fais que vous l'indiquer ; une fois adoptée, vous l'éclairerez par vos lumières, vous l'enrichirez par votre expérience, vous la ferez progresser ; vous aurez la gloire d'avoir donné l'impulsion à une méthode que le bon sens, la raison et la science peuvent avouer. En abandonnant les routes battues, qu'abandonnez-vous? des erreurs. En adoptant la méthode que je présente, que faites-vous? Vous donnez de l'espérance à vos malades, vous leur donnez de meilleurs jours, vous prolongez leur vie; en imitant la nature dans ses procédés de guérison, vous vous donnez toutes les chances d'un heureux succès.

Il résulte de ce que je vous ai lu :

Que l'on peut vivre longtemps avec une phthisie latente, comme le prouvent tous les pathologistes; l'éducation physique favorise cet état;

Que le tubercule n'est point la cause de la mort;

Que les désordres produits par le ramollissement du tubercule ou plus encore par la formation de pus, son expectoration et les crachements de sang ne sont pas au-dessus des ressources de l'art ;

Que la phthisie est guérissable ;

Que les cavernes cicatrisées sont une preuve incontestable de guérison ;

Qu'il ne faut pas débiliter des malades déjà trop débilités par les pertes de pus et de sang;

Qu'il faut, au contraire, aider aux tendances réparatrices de la nature;

Qu'il faut choisir l'air pour chaque espèce de phthisie;

Qu'un air artificiel peut être produit;

Que les marais et les montagnes peuvent améliorer un état phthisique selon la convenance du sujet;

Que l'on rencontre rarement des phthisies sans complication. Qu'il faut traiter les diathèses;

Qu'il y a plusieurs maladies en antagonisme avec la phthisie : en tête de ces maladies l'asthme tient la première place;

Que l'état adipeux est encore en antagonisme avec la phthisie;

Que le médecin a d'immenses ressources pour traiter et guérir les phthisiques au premier et même au second degré;

Que dans l'alimentation des phthisiques, comme dans leur atmosphère artificielle, *il y a toute une science à créer*, mais que les aliments réussiront d'autant mieux qu'ils pourront s'assimiler plus aisément;

Que l'on ne peut obtenir de bons résultats du *liber-trann* qu'en se procurant cette substance sans falsification et qu'en l'administrant avec intelligence.

Enfin, messieurs, que le lichen carraghen est encore une substance alimentaire et médicatrice peu connue en France, et cependant capable de modifier puissamment en bien l'état morbide des poumons, et de la phthisie pendant la période du ramollissement.

Je le répète, messieurs, je ne viens pas vous présenter un spécifique, mais une méthode, et cette méthode réclame de l'homme de l'art des connaissances positives, non-seulement sur la phthisie, mais sur toutes les branches des sciences médicales. En effet, par l'étude des agents physiques, elle embrasse l'hygiène entière; par l'antagonisme des maladies, elle exige une connaissance approfondie de ces maladies; par le développement de l'asthme artificiel, elle exige des connaissances physiques, et surtout la connaissance des systèmes employés jusqu'ici, car presque tous ont laissé quelque chose d'utile.

Par l'engraissement, elle exige, des médecins, des études nouvelles, dans lesquelles ma position en Angleterre m'a permis de les devancer. Enfin, dans les deux substances alimentaires et médicamenteuses se trouve un lien de transition entre l'amaigrissement et une reprise des forces, et, sous ce point de vue,

ces deux substances sont d'une immense ressource.

Ainsi, messieurs, avec certains phthisiques,
il faut user des agents physiques, des avantages
des localités, des voyages.

Avec d'autres, il faut employer l'antagonisme
des maladies, la fièvre intermittente, les maladies cutanées, l'asthme artificiel.

Avec d'autres, il faut employer un état na-
turel non morbide, l'engraissement. Avec tous,
il faut *régulariser la respiration, dilater les
bronches, nourrir* et *engraisser*.

Enfin, messieurs, dans les cas extrêmes et
lorsque tout a été employé sans succès, il faut
avoir recours à l'opération chirurgicale comme
pour l'empyème ; et je pourrais, si le temps me
le permettait, vous offrir des faits du plus
grand intérêt. On peut, dans des conditions données, ouvrir une collection purulente
ou des tubercules ramollis dans un poumon, comme on peut ouvrir un abcès. Nous
sommes presque dans l'enfance sur ce qu'on
peut faire, et je regrette vivement que l'ouvrage de *M. Faure, de Toulon,* sur l'innocuité
de la ponction de la poitrine, soit enseveli

dans les cartons de l'Académie des sciences.

Tel est, messieurs, l'ensemble des faits que j'avais à vous indiquer. Si j'ai porté la conviction dans vos esprits, manifestez-la ; répandez dans le monde et dans les familles cette opinion éminemment consolante, que la phthisie est curable. Dans cette simple annonce vous aurez fait du bien, vous aurez relevé l'espérance abattue des malades et des familles. Sans doute vous n'arriverez pas de prime abord à appliquer aisément la nouvelle méthode que je vous présente, il faut que cette méthode rationnelle s'organise dans votre esprit; mais une fois adoptée, j'en ai la confiance, vous vous en applaudirez, et ce sera, certes, une gloire pour le Congrès de Marseille d'avoir donné l'impulsion à une méthode de traitement plus rationnelle, plus logique et plus sûre. Encore une fois, en abandonnant les routes battues et les systèmes suivis qui ne guérissent pas, qu'abandonnez-vous ? des erreurs.

M. Louis, messieurs, que je ne blâme que parce qu'il nous laisse sans lumières pour le traitement, mais dont j'admire le caractère et le savoir, M. Louis propose *une croisade* contre la phthisie. Il s'agit, dit-il, du plus cruel ennemi du genre humain. Eh bien ! messieurs, ayons à cœur de nous mettre à la tête de cette sainte croisade ; que les savants du Midi, de cette terre généreuse qui la première a éclairé l'Europe, montrent qu'ils ne sont pas dégénérés ; et si l'on peut dire que les savants du Nord ont parfaitement décrit le fléau que nous avons à combattre, tâchons de nous assurer la gloire d'avoir su le vaincre.

FIN.

Ce Mémoire, écouté avec le plus grand intérêt et couvert d'applaudissements malgré sa longueur, fit naître les objections suivantes :

M. Roux, de Toulon, remarqua que je n'avais pas indiqué que le tubercule était dans le sang : il eût voulu que cette opinion fût plus nettement exprimée.

M. Faure, de la même ville, observa que s'il fallait adopter mes opinions, il en résultait que l'on avait jusqu'ici mal traité les phthisiques ; mais qu'avant d'adopter ces opinions, il désirait les voir confirmées par des expériences.

M. Adrien Sicard présenta une observation à l'appui de ce Mémoire. Cette observation prouvait que, par une alimentation restaurative et fortifiante, il avait vu prolonger les jours d'un phthisique abandonné.

Je répondis à M. Roux, de Toulon, que je n'avais pas parlé du tubercule dans le sang, parce que j'avais circonscrit mon sujet ; et à M. Faure, que j'avais des expériences faites par des autorités incontestables.

A l'observation de M. Roux, voici une réponse plus détaillée :

« La pathologie humorale est reconnue par tous les « bons esprits. Il serait difficile, en effet, pour tous ceux « qui observent, de ne pas reconnaître que, si le prin- « cipe de toute vitalité, de tout accroissement dans le « jeune âge, de tout entretien dans l'âge adulte (le « sang) est *vicié*, ce qu'il engendre doit être vicié né- « cessairement.

« On peut regarder comme établi que les matériaux « des différentes excrétions existent déjà dans le sang « composé, et sont seulement divisés et séparés, et « non formés par le sang, lorsqu'ils paraissent aux « différents organes qui leur sont propres.

« On considère généralement les tubercules comme « une sécrétion morbide, et cependant, quand on les « trouve libres dans les vaisseaux lymphatiques sains, « ou enveloppés dans le coagulum des cellules splé- « niques, *comme l'assure Carswell*, on est amené à « penser que ces tubercules ont été produits par *quel- « que changement dans la constitution de la lymphe ou « du sang*.

« Il arrive rarement, dit Carswell, que l'on puisse « reconnaître la matière tuberculeuse dans le sang « contenu dans ses propres vaisseaux ; mais on le ren-

« contre dans les cellules de la rate. *Il aurait pu ajou-*
« *ter : et dans celles des poumons…..*

« Comment pourrait-on se rendre compte des ma-
« ladies incurables inhérentes à la fibre de l'individu,
« dont le germe a été reçu en naissant, comme une
« tache originelle, si on ne remonte à la source d'où
« elles découlent? »

Extrait d'un Mémoire sur la pathologie humorale
du sang et la chlorose, publié par le docteur Bureaud-
Riofrey, dans la *Revue médico-chirurgicale anglaise*, à
Paris, en juillet 1836.

M. le docteur Jules Roux, de Toulon, noble et
savant émule dont j'ai admiré le savoir et la verve,
n'a pas attendu cette réponse pour reconnaître que
son objection n'était pas sérieuse.

A M. Faure, professeur de Toulon, les observations
qui vont suivre serviront de réponse. Je regrette
toutefois de ne pouvoir mettre M. Faure de Toulon
au nombre de mes autorités, car le Mémoire qu'il a
envoyé à l'Académie des sciences, *sur l'innocuité de la
ponction de la poitrine,* me fait supposer que le moyen
extrême que je recommande, dans la phthisie, ne l'ef-
fraye point, qu'il a dû l'employer assez souvent avec
avantage pour pouvoir l'annoncer sous le titre d'*in-
nocent,* et le proclamer comme tel aux yeux du premier corps scientifique de France. Quand le Mémoire
de M. Faure sera publié, je serai heureux d'enrichir
mes écrits du fruit de sa longue expérience.

SECOND MÉMOIRE.

GUÉRISON DE LA PHTHISIE.

> On ne peut espérer d'arriver à un traitement
> rationnel de la phthisie qu'en recherchant avec
> soin les circonstances dans lesquelles la guéri-
> son de cette maladie a eu lieu.
>
> ROKITANSKI.
> (*Handbuch der Path. anat.*)

Le travail auquel je me suis livré pour éclairer cette question et pour la mettre dans son véritable jour n'a fait que confirmer davantage la
vérité que j'ai déjà émise, que la phthisie est
curable. Je vais présenter quelques-uns des
faits qui servent de base, non à mon opinion,
mais à ma conviction. Ces faits seront comme
autant de facettes de l'objet analysé. La phthisie est rarement une maladie simple; elle se
présente presque toujours avec des complications, et il faut, pour bien la traiter, connaître
parfaitement les formes diverses qu'elle peut
revêtir. Les adversaires de la curabilité de la
phthisie sont dans l'habitude d'accuser d'erreur ceux qui rapportent des cas de guérison;
ils prétendent que l'on confond des bronchites

chroniques avec des phthisies réelles. Pour prévenir cette accusation banale, les observations que je cite appartiennent à des hommes si hautement placés dans la science, qu'on ne peut les accuser d'erreur sans faire le procès à l'esprit humain, et sans mettre en doute l'existence de la science elle-même. Comme dans cette question le noble but que j'ai en vue d'atteindre est d'ébranler et de détruire un préjugé fatal à des milliers de malades, j'ai dû m'entourer de ce que la science et l'humanité ont de plus respectable. A des lecteurs éclairés ou de bonne foi, qui font usage de leur raison et de leur jugement, je n'ai qu'une chose à dire, lisez.

OBSERVATION I.

Phthisie pulmonaire avancée. — Malade abandonné, calmants pour adoucir ses derniers moments. — Reprise des forces. — Guérison.

L'un des plus célèbres médecins dont l'Amérique du Nord s'honore, le docteur Rush, professeur de médecine et de clinique à l'Université de Pensylvanie, écrivait l'observation suivante, dans une lettre adressée à Edouard Milles; cette lettre fut rendue publique par la voie de la presse.

« Dans le mois de décembre, Benjamin Parker, âgé de vingt-six ans, fut admis à l'hôpital de Pensylvanie dans le dernier degré d'une phthisie pulmonaire; il ne pouvait se relever sur son lit; son expectoration était copieuse et *purulente*, son pouls était faible et fréquent. N'ayant pas le moindre espoir de le guérir, je prescrivis des cordiaux, je lui fis donner de l'eau-de-vie à faible dose, et j'ordonnai de l'opium pour rendre ses nuits meilleures, et tout cela, dans le seul but d'adoucir son passage de cette vie dans l'autre, *and all chiefly with a view of smoothing his passage out of life.* Après avoir ainsi pourvu ce malade, dans mes visites ordinaires à l'hôpital, je passai près de son lit sans le voir et sans même lui donner la peine de m'offrir son pouls. Quinze jours se passèrent ainsi. Au bout de ce temps, un des apothicaires de l'hôpital me dit que Parker allait mieux. Dès ce moment, je lui accordai plus d'attention, et j'eus le plaisir de voir que son aspect et son pouls s'amélioraient, et que sa toux diminuait. Je persévérai dans l'usage du traitement que j'ai mentionné; au bout de six semaines, il recouvra de la chair et des forces, et à la fin de février, il sortit de l'hôpital sans aucun signe de phthisie. Le malade avait été le client du docteur Caldwell avant d'être envoyé à l'hôpital. Lorsqu'il fut guéri, je demandai au docteur Caldwell combien il croyait que son malade avait dû vivre après qu'il avait cessé de le voir : *Pas plus de quinze jours,* répondit le docteur.

« Je ne vous citerais pas ce fait, ajoute le professeur Rush, si les circonstances qui l'ont accompagné n'avaient eu pour témoins plus de cent élèves en médecine qui suivaient alors ma visite à l'hôpital. Quelque extraordinaire que cette guérison paraisse, ce n'est pas la première fois que j'ai vu les bons effets d'un régime to-

nique. Je prescrivis le même régime, les mêmes
cordiaux, les mêmes narcotiques pour un marin que je soignais chez lui; mais je prescrivis
avec la même pensée de faciliter son passage
de cette vie dans l'autre, ne croyant pas qu'il pût
vivre longtemps. Quelques mois après, je re-
trouvai ce matelot assis sur le banc d'une gondole qu'il conduisait. Il me reconnut aussitôt,
et me dit le bien que lui avait fait mon traitement; il avait bon appétit, faisait régulièrement
son service de gondolier, et il passait la nuit en
plein air, enveloppé dans une couverture, cou-
ché sous le banc de sa gondole. Je le revis un an
après en bonne santé dans les rues de Phila-
delphie. Peut-être que l'exercice des rames,
exercice qu'il continua plusieurs fois sur sa
gondole, contribua à rendre sa cure plus complète.

« Si ces deux observations étaient les seules
dans l'histoire des maladies chroniques, ajoute
le professeur Rush, elles suffiraient pour nous
enseigner et nous faire un devoir de ne jamais
abandonner des malades dans les cas même
les plus désespérés, sans tenter quelque effort
pour les sauver. Elles nous montreraient aussi

que les remèdes employés pour combattre la douleur qui accompagne quelquefois le passage de cette vie dans l'autre présentent souvent au malade des chances de rétablissement et de guérison. »

L'histoire de ces deux malades renferme une leçon si belle, si utile, qu'elle peut se passer de commentaires. J'ajouterai cependant, que ce que faisait le professeur Rush à l'égard de Benjamin Parker, est précisément ce qui se fait à l'égard de tous les phthisiques avancés. Dans les hôpitaux, comme dans la pratique civile, on les abandonne à eux-mêmes, aux chances de leurs propres forces. Que l'on me permette ici une comparaison. Un malade, dans ces cas extrêmes, ressemble à un être qui se noie. Donnez à cet être vivant un faible secours, il se sauve ; refusez-lui ce secours, il se noie. Il y a une minute, un moment dans la vie de l'individu qui se noie, où la vie et la mort dépendent en vérité du plus faible secours. Or, c'est ce faible secours que le médecin ne doit jamais refuser à son malade. Pour offrir ce secours avec confiance, avec zèle, avec ardeur, il ne faut pas être sceptique, il faut être convaincu de la possibilité de réussir, pour entrer dans la lutte avec courage et pour gagner le prix de la lutte. Un médecin sceptique est plus méprisable et plus dangereux qu'un prêtre sans croyance, car la foi ne vient pas de l'étude, la certitude médicale résulte de l'étude et du travail.

OBSERVATION II.

Phthisie guérie par un changement de climat, et passée à l'état d'asthme.

En 1835, je visitai la Belgique, et j'eus l'honneur de voir le savant professeur de l'Observatoire, M. Quetelet. Me livrant déjà à des recherches sur la phthisie, je m'étais adressé à M. Quetelet pour obtenir quelques notions sur la question de l'antagonisme de la fièvre intermittente et de la phthisie. La statistique de la Belgique ne pouvait alors résoudre cette question.

Pendant l'été de cette année (1846), j'ai revu M. Quetelet, qui s'est rappelé à l'instant l'objet de ma première visite, et qui m'a fourni l'observation suivante :

Un de ses amis, professeur de mathématiques, considéré comme phthisique par les premiers médecins de Bruxelles, et condamné par eux, a vécu depuis quinze ans en dépit des pronostics les plus fâcheux, et a vu sa phthisie se modifier et s'améliorer par un changement de localité. Lorsqu'il est au plus bas, il quitte Bruxelles, se rend en Italie, dans une localité où l'atmosphère est plus égale, la température plus douce, et, après y avoir passé quatre à cinq mois, il revient en meilleur état; il est convaincu que les médecins qui ont ausculté ses poumons se sont trompés sur la nature de sa maladie. Ce professeur est aujourd'hui asthmatique. La phthisie s'est modifiée en passant à l'état d'*asthme*. Je donne à dessein le nom de M. Quetelet, afin que ceux des lecteurs qui peuvent être à même de voir ce savant et bienveillant observateur, puissent apprendre de lui d'autres détails.

OBSERVATION III.

Phthisie. — Crachement de sang. — Tubercules ramollis. —
Expulsion de tubercule. — Guérison.

En visitant l'école de Montpellier, à la suite
du Congrès scientifique de Marseille, j'eus
l'honneur d'être présenté au vénérable doyen
de cette Faculté, M. le docteur Caisergues. Je
lui offris mon Mémoire. Le lendemain M. le
doyen eut la bonté de me faire visiter les col-
lections de la Faculté de médecine et l'hôpital.
En chemin, il me parla de mon opuscule, me
cita des observations qui appuyaient mes vues,
et me permit de publier l'observation qui lui
était personnelle et qui confirmait pleinement
la méthode que je préconise.

«En 1812, me dit le docteur Caisergues, je fus
pris de crachement de sang pendant le mois de
septembre; ces crachements de sang se renou-
velèrent en novembre, et me forcèrent à donner une attention sérieuse à ma santé. Après
m'être parfaitement rendu compte de mon état
et m'être convaincu que j'étais atteint d'une
phthisie commençante, je me déterminai à me
traiter d'après l'opinion que je me faisais de
l'état de mon poumon. Evidemment il y avait

déchirement de tissu ; il y avait plaie. — Je pris la résolution de me séquestrer entièrement du monde jusqu'à guérison. Je m'entourai de livres, je m'enfermai dans mon appartement, j'établis une température égale et un climat artificiel. Je vécus de viandes blanches, de décoction de limaçon et de lait.

« Plein de confiance dans le traitement que je suivais, je n'eus aucune dépression d'esprit. Je lus beaucoup.

« Vers le commencement du printemps je rendis, au milieu du pus et des crachats, des tubercules bien distincts. Je compris que mon état était en voie de guérison ; je persistai encore dans ma séquestration pour laisser le temps à mes poumons de se consolider ; je commençai à sortir aux mois de mai et de juin.

« J'ai maintenant, disait le docteur Caisergues, soixante-neuf ans, et je me porte bien. Je ne doute pas qu'après ma mort on ne trouve des traces de cicatrisation. »

Pour corroborer ce que je disais dans mon Mémoire sur la transition de la phthisie à l'état asthmatique, M. Caisergues me cita une famille

entière qui avait succombé à la phthisie, et
dont le seul membre vivant était devenu asthmatique.

M. le docteur Caisergues habite Montpellier,
c'est le médecin le plus occupé; c'est une des
gloires de cette Faculté si justement célèbre,
et je me souviendrai toujours avec reconnaissance de l'accueil bienveillant que je reçus de
lui et du vénérable Lordat, son digne et savant
émule.

L'observation du doyen de la Faculté de Montpellier est d'autant plus frappante, qu'elle est
rapportée par un médecin qui avait étudié la
maladie sur lui-même. Cette observation ne
me fut fournie qu'après la publication de
mon Mémoire; M. le docteur Caisergues
voulut corroborer mes vues, et il m'engagea
à marcher dans la voie que j'avais choisie, en
suivant la méthode que je préconisais. Qu'il
reçoive ici l'expression de ma gratitude pour
son bienveillant accueil et pour le noble appui
qu'il me fournit dans l'étude de cette terrible
maladie. Je reviendrai plus loin sur ce fait pour
en déduire les conséquences qui en découlent
naturellement.

OBSERVATION IV.

Phthisie confirmée. — Hémoptysie. — Cavernes du poumon. —
Guérison.

Par le professeur Stokes, de Dublin.

«Un jeune homme, maigre et à cheveux noirs, me consulta au mois d'août 1830; il avait eu, l'année d'auparavant, une attaque de pleurésie, suivie d'un empyème du côté droit; cet empyème se guérit par absorption et par la contraction de la partie correspondante de la poitrine; alors il fut pris de toux, d'hémoptysie et de douleur au côté gauche. Je le vis après l'apparition de ces symptômes, et je trouvai que la partie supérieure du poumon gauche était mate et présentait un râle tuberculeux bien net. La respiration du malade était précipitée, son pouls fréquent, et son aspect général était celui d'un phthisique dont la vie s'usait vite. Il avait passé l'hiver d'auparavant à Guernsey, je l'engageai à y retourner; cependant, avant de s'y rendre, il alla à la campagne, et un mois après, il me revit à Dublin. Il avait alors une violente hémoptysie, une cavité tuberculeuse non équivoque; tous les symptômes de sa phthisie étaient aggravés; mais il était sans diarrhée, et

les fonctions de l'estomac n'étaient pas déran-
gées. Il partit pour Guernsey, et je ne m'atten-
dais pas à le revoir. Cependant, au mois de juin
de l'année suivante, je fus appelé pour le visiter, et je fus agréablement surpris de le voir
en meilleur état. Il avait pris de la chair et des
forces. En examinant sa poitrine à l'aide du
stéthoscope, je ne pus trouver aucune trace
de caverne. Il avait encore de la toux; *quelque
temps auparavant il avait expectoré des calculs,* résultat évident de la transformation des
tubercules en matière crétacée. Pendant l'été,
il gagna en force; enfin il quitta l'Irlande en
bon état. »

Le docteur Stokes cite d'autres observations
de guérison qui présentent tout autant d'intérêt.

Le docteur Stokes un des plus éminents médecins de Dublin, appelé par ses compatriotes
le Laennec anglais, a écrit un ouvrage *classique* sur les maladies de la poitrine; il est
à regretter que cet ouvrage ne soit point traduit dans notre langue. J'eus l'honneur de voir
ce médecin distingué, en 1839, à Dublin, où
j'avais été appelé pour voir une malade scro-

fuleuse, à qui je prescrivis alors *l'huile de foie de morue.* Cet habile médecin en fit continuer l'usage à la jeune malade, qui appartenait à une des premières familles d'Irlande.

Ainsi, voilà une guérison à la suite de l'expectoration des tubercules concrets, ou, comme le disait la malade, de petits calculs. Ces petits calculs, ou ces tubercules, sont ce que j'appelle l'épine, qui doit être expulsée des poumons.

———

OBSERVATION V.

Phthisie très-avancée. — Guérison.

Observation par le docteur Williams, professeur de médecine
à l'Université de Londres.

« Ce matin, dit le docteur Williams dans une de ses leçons cliniques, en 1845, j'ai reçu la visite d'un gentilhomme que j'avais vu, il y a deux ans, au dernier degré de phthisie. Je ne pensais pas qu'il pût vivre un mois. Il avait les symptômes d'une caverne considérable dans un des poumons; l'autre poumon n'était pas sain. Il avait eu des crachements de sang, une expectoration purulente; la maigreur faisait de grands progrès. Sa toux avait duré depuis un an. Je l'avais traité pendant ce temps, et il avait éprouvé quelque amélioration, quand tout à coup un retour soudain de tous les fâcheux symptômes, à la suite d'une impression de froid, le réduisit, en quelques semaines, au dernier degré de la maladie. Il désirait quitter Londres. J'avoue que j'osais à peine le lui con seiller, tant son état me paraissait désespéré. J'y consentis cependant, et il se rendit à l'île de Wight. Il y était à peine resté trois semaines, qu'une amélioration se fit remarquer; cette amélioration se maintint et progressa. Au bout de deux ans il est guéri, selon toutes les apparences, bien qu'il ait conservé encore quelques symptômes de la poitrine. Il respire aisément, et peut marcher sans difficulté l'espace de 6 à 8 kylomètres. En examinant sa poitrine, j'ai trouvé une diminution notable des symptômes de la phthisie. »

Voilà un des médecins les plus distingués de Londres, un de ceux qui se sont le plus occupés des maladies de poitrine, et qui ont traité cette question *ex professo*, qui vous parle d'un malade arrivé au dernier degré, et à qui il ne donnait pas un mois de vie ; et cependant le malade guérit par l'effet du changement d'air. Le fait n'a rien en lui-même qui puisse tourner à la gloire du médecin, car il avoue sans détour qu'après l'avoir traité près d'un an, par suite d'une recrudescence le malade arriva en peu de jours au dernier degré de phthisie, et cependant il guérit !!!

OBSERVATION VI.

Phthisie à la suite de pleurésie. — Caverne pulmonaire. — Guérison. — Observation de W. Maclure, chirurgien à Londres.

« John Jones, âgé de vingt-cinq ans, maigre, d'une constitution délicate, cheveux blonds, fut atteint de symptômes de phthisie. Lorsqu'il se présenta, dit M. Maclure, il se plaignait de douleur au-dessous de l'omoplate du côté droit ; cette douleur augmentait dans l'inspiration ; son pouls était à 96 ; la toux était très-fatigante, surtout pendant la nuit ; son expectoration était abondante et muco-purulente ; il était émacié, ses muscles étaient flasques, ses forces réduites, et ses sueurs nocturnes considérables.

« Le malade prit des potions calmantes d'a-
bord, puis toniques. Une contre-irritation fut
établie sur la poitrine ; mais les résultats furent
peu marqués. Le malade toussait beaucoup,
surtout le matin, et sa toux ne se calmait que
lorsqu'il avait expectoré les crachats purulents
qui s'étaient arrêtés dans ses bronches pendant
le sommeil de la nuit. Au bout de quinze jours,
une légère amélioration se manifesta, la toux
fut moins fatigante ; le pouls tomba à **72**. Le
malade annonça un commencement d'appétit ;
je lui fis prendre du *porter* et une potion anti-
moniale. Le malade prit des forces, sa toux
diminua, l'expectoration également. Supposant
que les tubercules ramollis étaient presque tous
évacués, et que l'ulcère des poumons était en
voie de guérison, je conduisis le malade auprès
du docteur Marshall-Hall, qui l'ausculta, et reconnut de la pectoriloquie du côté droit, au-
dessous de la clavicule. Sur ce symptôme de
caverne pulmonaire, le docteur Marshall-Hall
porta un pronostic peu favorable, comme l'eussent fait tous ses confrères ; mais il n'aban-
donna pas le malade, car il fut d'accord avec
moi pour établir une contre-irritation corres-

pondant à l'endroit où nous entendions la pectoriloquie. Le pouls resta le même sous l'influence de ce traitement, mais la toux et l'expectoration diminuèrent. Je mis le malade à un régime tonique, et lui donnai des potions de sulfate de quinine. Sous l'influence de la contre-irritation, du kina et d'un régime fortifiant, le malade se rétablit. Je le conduisis encore chez le docteur Marshall-Hall, qui l'ausculta de nouveau, et reconnut la pectoriloquie. Mais, malgré ce symptôme, ce malade était en bon état et capable de reprendre du service.

« Six mois après, M. Maclure rencontra le malade : son état s'était maintenu. A l'auscultation, la pectoriloquie était moins apparente, la cavité semblait se contracter. Un an plus tard, le malade était rétabli. »

L'état de ce malade n'est pas seulement reconnu par M. Maclure, mais par le docteur Marshall-Hall, un des médecins praticiens les plus érudits de la Grande-Bretagne. Ce malade, *phthisique bien reconnu,* guérit. Le malade dont il s'agit fut traité en 1833, j'ai reçu dernièrement une lettre de M. Maclure, qui me confirme la guérison de cet individu qui vit encore ; il est en bonne santé.

OBSERVATION VII.
Phthisie confirmée. — Guérison.

Le professeur Chelius, de l'Université d'Heidelberg, me rapporta lui-même les observations que je vais citer. Il a fréquemment trouvé des cicatrisations chez les vieillards ; et, à ce sujet, il me raconta que le poëte Foss avait été déclaré phthisique, et abandonné des médecins, à l'âge de trente ans. Il avait des crachements de sang, de matière purulente, et des sueurs abondantes pendant la nuit. Abandonné de l'art, qui se disait impuissant, le poëte se soigna lui-même. Tout à coup les symptômes fâcheux diminuèrent ; la phthisie cessa, le malade se rétablit, et vécut jusqu'à l'âge de soixante-seize ans. A sa mort, causée par apoplexie, les professeurs Chelius et Tiedmann étaient anxieux de connaître l'état du poumon de ce malade, et ces deux illustres médecins assistèrent à son autopsie. Ils trouvèrent dans ses poumons des cicatrisations bien distinctes.

Je ne pense pas qu'il puisse venir à l'idée d'aucun médecin de mettre en doute le savoir de ces deux célèbres professeurs.

OBSERVATION VIII.

Phthisie confirmée. — Amélioration. — Rétablissement. — Métastase. — Suppression d'un diverticulum. — Mort.

Le même chirurgien, M. Chelius, dans une conversation pleine d'intérêt et d'instruction pour moi, me rapporta aussi l'observation suivante :

« Une tragédienne de Manheim fut atteinte de phthisie; elle avait des crachements de sang, de matière purulente, sueurs copieuses, *diarrhée*, aphthes. Ses cheveux tombaient, et elle avait une fièvre continuelle. Le professeur Chelius lui conseilla de vivre dans une étable ; l'amour de la vie lui rendit tolérable ce qu'elle eût vu avec dégoût dans un plein état de santé. Elle y passa deux ans, et, au bout de ce temps, elle sortit rétablie. Pendant son séjour elle eut un abcès scrofuleux au tibia ; le savant professeur lui recommanda de ne pas le fermer. Tant que cet abcès fut ouvert, elle n'eut aucun symptôme de maladie de poitrine, la phthisie paraissait s'être dissipée. Cédant un jour aux conseils d'un médecin moins instruit et moins prudent que le professeur, la malheureuse tragédienne voulut faire guérir son abcès. Il se guérit en effet ; mais à peine ce diverticulum fut-il supprimé, que la phthisie reparut avec plus d'intensité, et emporta la malade en peu de temps. »

Le célèbre chirurgien d'Heidelberg me cita deux autres cas de métastases qui s'étaient terminés d'une manière fatale par une phthisie pulmonaire. — Voilà des exemples frappants d'antagonisme de maladies. L'une n'exclut pas l'autre, comme on l'a supposé ; mais l'une fait équilibre à l'autre, et neutralise sa malignité dans quelques cas.

———

OBSERVATION IX.

Phthisie confirmée. — Atmosphère artificielle. — Croissance. — Guérison.

M. le professeur Mayor, l'auteur des *Excentricités chirurgicales*, de la *Chirurgie simplifiée*, etc., etc., dont le jugement sûr et exercé a fait une hécatombe des préjugés et des vieilles routines, M. le professeur Mayor, accoutumé à juger par lui-même, m'a rapporté le fait suivant :

« Un jeune homme de seize ans se présente à sa consultation vers le commencement de l'hiver. Toux, expectoration purulente, sueurs nocturnes, amaigrissement, et affaiblissement tel, qu'il pouvait à peine se soutenir. Le docteur Mayor regarde ce jeune homme comme perdu, et lui recommande toutefois, comme palliatif, de s'enfermer dans une étable pendant tout l'hiver, de vivre de lait fraîchement trait, et aussi bien qu'il pourrait. Ce conseil était d'autant plus aisé à suivre, que ce jeune homme était fils d'un fermier. — Le docteur Mayor le perdit de vue. — Cinq ans plus tard, le célèbre chirurgien étant juge du Conseil de révision, fut très-étonné de voir un jeune homme fort, sain, robuste, réclamant l'exemption du service militaire pour cause de phthisie. Tous les membres du Conseil de révision partagèrent son étonnement, lorsque le jeune homme rappela au docteur qu'il l'avait jugé phthisique. Le séjour dans les étables, joint à une alimentation restaurative, avaient produit ce miracle.

Ce jeune homme ne fut point réformé, et il fit son service militaire sans rechute de son ancienne maladie. »

OBSERVATION X.

Phthisie confirmée. — Guérison par le deuto-chlorure de mercure.

«Panis, âgé de vingt-sept ans, grand, maigre, cheveux blonds, yeux bleus, habitant Saint-Symphorien, exerçait l'état de cordonnier depuis 1832, époque où il avait quitté le service militaire. Depuis six mois il ressentait un rhume qu'il attribua à un refroidissement, et qui, loin de diminuer sous l'influence d'un traitement en apparence rationnel, finit par le retenir au lit. *Quatre* médecins avaient successivement attaqué le mal sans l'arrêter, et déclaré le malade atteint de phthisie pulmonaire. Certes, les parents n'avaient rien à se reprocher, le patient s'en allait selon les règles de l'art. Toutefois, pour satisfaire jusqu'au bout les désirs d'un mourant, ils me prièrent de me charger du legs de mes confrères. — Quand je vis Panis pour la première fois, il était immobile dans son lit, souffrant d'atroces douleurs de poitrine au moindre mouvement, découragé, les yeux brillants et enfoncés dans leur orbite, les joues caves et d'une pâleur sale, la langue rayée. — Après l'examen des organes respiratoires, je conclus à l'*existence d'une phthisie tuberculeuse* ou d'une bronchite chronique, deux affections dont le diagnostic différentiel est parfois impossible. Ajoutez à cela un pouls fréquent et petit, des sueurs colliquatives, une diarrhée fréquente, la rougeur momentanée des pommettes, des crachats épais, verts et nummulaires, et le tableau sera complet. Je ratifiais à part le jugement de mes prédécesseurs, tout en regrettant d'être venu après eux, lorsque je m'avisai de demander au malade s'il n'avait pas été militaire : sur sa réponse affirmative, je fis d'autres questions qui m'amenèrent à reconnaître une *diathèse syphilitique* bien marquée. J'administrai alors le mercure d'après la méthode de Dzondi ; une potion calmante et le bouillon de veau. Huit jours après le malade allait mieux ; de semaine en semaine, il usa d'aliments plus substantiels, et reprit de l'embonpoint. Le pus des deux vésicatoires qu'on avait appliqués, avant ma première visite, sur

le devant du thorax, perdit son ancienne féti-
dité; la toux, les crachats disparurent; la
gaieté revint avec les forces, et Panis put enfin
sortir. — Aujourd'hui il parcourt la campagne,
qu'il avait cru ne plus revoir; et moi, je rends
grâce au mercure, *sans* comprendre son action. »

Si le médecin de Mons, le docteur Acarain,
qui rapporte cette observation, s'était fait une
opinion sur la nature de l'ulcère pulmonaire,
il aurait compris que cet ulcère devait par-
tager les caractères du virus dont son malade était infecté. Les phthisies laryngées sont,
dans la majorité des cas, des phthisies de ce
genre. Le virus, qui corrompt le sang et la
lymphe, qui produit des tumeurs dans les capillaires et les glandes, des ulcères sur les
membranes, des syphilides sur la peau, des
exostoses sur les os, ce même virus doit affecter
les poumons comme il affecte les tissus érectiles, c'est-à-dire par des ulcérations.

On trouve dans les annales de la science des
cas nombreux de guérison de phthisie par le
mercure. Les lecteurs superficiels doutent de
ces guérisons; mais s'ils réfléchissaient à la

fréquence de la maladie virulente à laquelle je fais allusion ; s'ils reconnaissaient surtout que cette maladie protéiforme se transmet par la génération, ils comprendraient alors comment des phthisiques à diathèse syphilitique peuvent être guéris par le mercure.

J'ai vu, dans l'hôpital de Saint-Barthélemi à Londres, un malade abandonné à cause d'un ulcère phagédénique de cette nature. Il était réduit au dernier degré de marasme ; on avait presque tout tenté. Il me fit pitié. Il avait été traité abstraction faite de sa diathèse scrofuleuse. Je priai M. Laurence de lui administrer l'iodure de potassium. Cet homme éminent voulut bien suivre ma suggestion ; le malade se rétablit complétement.

Que l'on suppose pour un instant un de ces ulcères rongeurs dans les poumons, il est évident qu'on ne le guérira point, à moins qu'on ne traite la diathèse. Je le demande maintenant, est-il possible de traiter toutes les phthisies avec un seul remède ? C'est vouloir faire de l'harmonie en musique avec une seule corde.

OBSERVATION XI.

Phthisie pulmonaire tuberculeuse guérie (Laennec).

« M. G., Anglais, détenu à Paris comme prisonnier de guerre, âgé d'environ trente-six ans, d'une haute stature, d'une assez forte constitution, d'un tempérament lymphatico-sanguin, éprouva, au commencement de septembre 1813, une hémoptysie assez abondante, suivie d'abord d'une toux sèche, et au bout de quelques semaines, de l'expectoration de crachats jaunes et puriformes. A ces symptômes se joignaient une fièvre hectique bien prononcée, une dyspnée considérable, et des sueurs nocturnes abondantes. L'amaigrissement faisait des progrès rapides, et les forces diminuaient dans la même proportion. La poitrine résonnait bien dans toute son étendue, excepté sous la clavicule et l'aisselle droites: L'hémoptysie reparaissait de temps en temps, mais avec une abondance médiocre. Dans le courant de décembre, il se manifesta une diarrhée qui ne fut modérée qu'avec beaucoup de peine par l'opium et les substances gommeuses. Au commencement de janvier le malade était arrivé à

10

un état de marasme et d'affaiblissement tel
qu'on pouvait s'attendre chaque jour à le voir
succomber. Bayle et Hallé, qui le virent en
consultation, en portèrent ainsi que moi ce
jugement.

« Le 15 janvier 1814, le malade éprouva une
quinte de toux plus forte qu'à l'ordinaire, et,
après avoir rendu quelques crachats de sang
presque pur, il expectora une masse de consistance ferme et de la grosseur d'une petite
noisette. Je fis laver cette masse, et je vis
qu'elle était composée de deux substances très-
distinctes, l'une jaune, opaque, de consistance
de fromage un peu friable, mais cependant
encore assez ferme. Cette matière, qui formait
à peu près les trois quarts de la masse, était
facile à reconnaître au premier coup d'œil
pour un tubercule qui avait un premier degré
de ramollissement. L'autre substance était gri-
sâtre, demi-transparente, très-ferme dans certains points, molle, flasque et rougeâtre dans
d'autres, et ressemblait entièrement à un petit
morceau de tissu pulmonaire en partie im-
prégné et infiltré de la matière grise des tubercules commençants et dans l'état d'endur-

cissement enfin, que l'on rencontre autour des masses tuberculeuses un peu volumineuses et des excavations ulcéreuses. D'après cet accident et l'état général du malade, je ne doutai pas qu'il ne dût succomber dans quelques jours, peut-être dans quelques heures. L'amaigrissement était porté au dernier degré, et depuis près de trois semaines le malade ne pouvait plus se soutenir sur ses jambes, même quelques instants. Sa pesanteur spécifique était tellement diminuée, qu'à cette époque, quoiqu'il eût près de six pieds, un homme de force moyenne a pu le transporter sans peine sur les deux mains tendues, sans l'embrasser, de son fauteuil à son lit.

« Il resta dans le même état jusqu'à la fin de janvier. Au commencement de février, les sueurs, le dévoiement cessèrent spontanément, et, contre toute espérance, l'expectoration diminua notablement. Le pouls, qui jusqu'alors passait habituellement cent vingt pulsations, tomba à quatre-vingt-dix. L'appétit, nul depuis le commencement de la maladie, reparut peu de jours après. Le malade put faire quelques pas dans sa chambre. Bientôt l'amaigrissement diminua, et vers la fin du mois tout annonçait une véritable convalescence. Dans le courant de mars, la toux cessa entièrement, l'embonpoint revint graduellement, les muscles reprirent leurs formes, le malade put monter à cheval, et même faire d'assez longues courses. Au commencement d'avril il était parfaitement rétabli. Depuis cette époque, M. G. a presque continuellement voyagé. Il a parcouru successivement la France, l'Italie, l'Allemagne, revenant de temps en temps à Paris ou à Londres, et changeant ainsi quelquefois de climat d'une manière brusque, vivant d'une manière assez sobre et assez régulière, mais se laissant entraîner de temps en temps à des parties de plaisir que parmi ses compatriotes les hommes de bonne compagnie ne s'interdisent pas toujours, et qu'en France on appellerait des orgies. Il n'a pas éprouvé la moindre rechute, et il ne tousse jamais. Se trouvant à Paris au mois de mai 1818, il me consulta de nouveau pour une légère affection bilieuse ; je profitai de l'occasion pour examiner sa poitrine à l'aide du stéthoscope ; je trouvai que la respiration était beaucoup moins sensible dans tout le sommet du poumon droit jusqu'à la hauteur de la troisième côte, que dans tout le reste de la poitrine. Cette partie, cependant, résonne aussi bien que le côté opposé, et il n'y a point de pectoriloquie. D'après ces signes, je pense que l'excavation d'où est sorti le fragment du tubercule décrit ci-dessus a été remplacée par une matière fibro-cartilagineuse. L'absence totale de la toux, de la dyspnée et de l'expectoration depuis si longtemps, ne permet guère de soupçonner qu'il puisse exister chez lui d'autres tubercules, et je pense en conséquence qu'il est parfaitement guéri.

«En 1824, il a été examiné par le docteur Clark, médecin anglais, qui exerce la médecine avec beaucoup de distinction, et qui l'a reconnu pour le sujet de l'observation que l'on vient de lire. Je l'ai revu moi-même à Paris dans le cours de la même année, et je l'ai trouvé dans le même état qu'en 1818.»

Si ce seul cas existait dans la science, il devrait suffire pour engager les médecins à tenter de guérir les malades atteints de phthisie. Mais ce cas n'est pas isolé, et si l'on se donne la

peine d'étudier cette maladie sans idées pré-
conçues, sans parti arrêté, on arrivera infailliblement à cette conclusion, que la phthisie
est curable.

OBSERVATION XII.

Guérison d'une phthisie pulmonaire par le docteur D'Egéling,
de Haarlem.

« Une femme, âgée de vingt-sept ans, ayant
toujours joui d'une bonne santé, est atteinte,
peu de temps après un accouchement préma-
turé, d'une fièvre, avec toux légère et un peu
de douleur dans le côté droit. Il s'y joint bientôt un peu d'expectoration sanguinolente qui,
après dix à douze jours, devient muqueuse, et
ensuite épaisse et purulente. Cette expectoration devient tellement considérable, que sa
quantité s'élève journellement à 20 ou 30 onces,
quantité qui descend bientôt à 10 onces. Les
matières expectorées ont un goût infect et
putride, et exhalent une odeur fétide, odeur
que possède aussi l'haleine, surtout lorsque la
malade tousse. Ses lèvres et l'intérieur de la bouche sont d'un rouge vif, et tellement sensibles,
que tout ce que la malade mange lui occasionne

des douleurs. La fièvre est continue, le pouls a 120 pulsations ; la malade ne supporte que le décubitus dorsal. Le stéthoscope fait reconnaître une pectoriloquie évidente, quoique faible, pas immédiatement à l'endroit douloureux, mais plus entre l'épine du dos et l'omoplate droite, un peu au-dessus de l'angle gauche de cette dernière. Cet état persiste pendant environ six semaines, sauf que la douleur pleurétique disparaît insensiblement, et ne se fait plus sentir par les profondes inspirations. La malade jusqu'ici n'a pas maigri beaucoup, parce que la disparition de la douleur de la bouche lui permet l'usage des aliments. Tout à coup l'émaciation devient plus sensible, la fièvre redouble l'après-midi et le soir. Les sueurs nocturnes sont copieuses, sommeil fort agité par les accès fréquents de toux, diarrhée, faiblesse et dépérissement de plus en plus prononcé. Après avoir fait usage d'une foule de moyens, la malade avait pris, dans les dernières cinq ou six semaines, tous les jours quatre à cinq verres de lait de vache, la décoction de quinquina, la poudre de semence de phellandrium avec le suc de cachou, et pendant quelques jours 3 à 5 gram.

d'agaric ; ce dernier agent diminua considérablement les sueurs nocturnes. La poudre de char-
bon, à 30 grains par jour, avait fait disparaître
presque entièrement l'odeur fétide de l'expectoration et de l'haleine. Dans la situation grave
de la malade, on eut recours, comme à une
dernière ressource, aux vapeurs développées
dans les cuves des tanneurs, après que le cuir
y est déjà tanné. On plaça deux vases remplis
de tan , et de ce que les tanneurs nomment
soupe acide (sour bruche) dans la chambre de
la malade, avec l'injonction de remuer cette
masse de temps en temps et de la renouveler
d'un jour à l'autre. On continua en même
temps les autres moyens. Après une semaine
et demie, l'expectoration, la toux , la fièvre
avaient considérablement diminué, et au bout
de quinze jours, ces symptômes disparurent
entièrement. La malade reprit des forces , la
nutrition se fit bien ; un mois plus tard, le stéthoscope ne découvrit qu'une trace fort dou-
teuse de pectoriloquie. On continua encore pendant quelque temps avec les vapeurs de tan et
les autres moyens ; cinq mois après le début
du mal, la malade put être considérée comme

parfaitement rétablie, et depuis un an elle est dans le même état. »

Lorsque j'ai visité l'Université de Bonn, j'ai vu M. le professeur Nosse, qui depuis quarante ans s'occupe des moyens de traiter et de guérir la phthisie. Cet éminent professeur n'a pas reculé devant la ponction de la poitrine, et il a réussi deux fois sur quatre.

M. le professeur Nosse a fait construire dans son hôpital des chambres qui se rapprochent de toutes les conditions des ateliers des tanneurs, et il m'a cité plusieurs cas de malades sensiblement améliorés par l'inhalation de l'atmosphère artificielle produite dans ces chambres. Ce célèbre médecin, l'une des gloires de l'Université de Bonn, ne mettra pas la lumière sous le boisseau, et nous devons nous attendre à voir quelque jour paraître le résultat de ses savantes recherches.

OBSERVATION XIII.

Phthisie pulmonaire. — Sueurs, fièvre. — Crachement de pus. — Guérison.

« Une fille, âgée de quarante ans, à la suite d'une pneumonie négligée pendant plusieurs mois, avait conservé de la toux; un jour elle cracha *du pus* en abondance. Les crachats purulents ne se détachaient qu'à la suite d'accès de toux très-forts; le soir elle avait la fièvre et la nuit des sueurs. Elle maigrissait, et son abattement était extrême. La digestion se faisait encore.

Après avoir employé une dérivation à la partie droite de la poitrine, et ordonné une diète légère mais nourrissante, on lui donna une décoction de lichen carrhagen ou de fucus crispus. Bientôt la toux fut adoucie, l'irritation du larynx causée par l'expectoration des crachats fut également modifiée; enfin, les nuits de la malade furent meilleures; l'estomac supporta très-bien cette décoction, sans nausée et sans indigestion; il fut nécessaire néanmoins de provoquer les selles.

Au bout de deux mois, le corps présentait une meilleure apparence : non-seulement la toux et les crachats avaient diminué, mais la douleur et l'irritation de la poitrine et des bronches avaient cessé, et les sueurs avaient diminué; le corps commença à se nourrir, les forces revinrent, la mélancolie disparut; l'espoir d'une guérison prochaine contribua beaucoup à ce résultat, et la malade sortit de l'hôpital rendue à la santé au bout de trois mois. »

Cette observation présente une phthisie simple et sans complication; aussi cet état a-t-il cédé à des moyens simples. Ce traitement est applicable après qu'on aura combattu les diathèses; car toutes les fois que la maladie qui complique une phthisie est guérie, la phthisie n'est plus qu'un ulcère simple.

OBSERVATION XIV.

Abcès. — Tubercules pulmonaires. — Ouverture de la poitrine. — Guérison.

En visitant les eaux minérales de Schwalbach, je fus assez heureux pour faire la connaissance du docteur Frédéric Muller junior; ce médecin, aussi distingué par ses manières que par son savoir, me donna des renseignements sur la phthisie et sur l'influence des eaux minérales ferrugineuses sur cette maladie. J'étais en compagnie du docteur Gosse, de Genève, lorsque le docteur Muller nous fit voir un garçon dont voici l'histoire :

« En 1840, cet enfant de onze ans fut attaqué par une toux violente ; il cracha du sang et eut de la fièvre. La toux continua pendant huit ou neuf semaines ; il avait des sueurs constantes et la diarrhée. L'enfant dépérissait à vue d'œil et causait à ses parents de mortelles inquiétudes ; le jeune malade ressentait de vives douleurs vers l'épaule gauche ; il pouvait à peine respirer, ses souffrances étaient intenses, et il pleurait sans cesse. On avait perdu l'espoir de le voir rétabli, et l'on craignait que l'oppression de la poitrine ne causât sa mort.

Vers la fin du troisième mois de sa maladie, on remarqua une tumeur sous l'épaule gauche. Cette tumeur se continua jusqu'à l'aisselle et augmenta graduellement ; il n'y avait point de fluctuation, mais la moindre pression causait de la douleur.

Le docteur Muller ordonna des cataplasmes sur la tumeur ; l'oppression de la poitrine augmenta. — On administra la digitale et la jusquiame sans résultats marqués. Quinze jours après qu'on eut mis les cataplasmes, une ouverture se forma en ligne parallèle avec la quatrième côte, en avant de la poitrine, et de cette ouverture sortit une matière purulente. Plus tard, la matière ressemblait à du petit-lait; elle était jaune et sans odeur. — Sitôt que la matière enfermée dans les poumons s'échappa, l'enfant respira plus facilement, et l'on entendit un sifflement, ou bruit de soufflet, sortir de cette ouverture. Il était évident qu'elle communiquait avec l'intérieur du poumon. —L'écoulement cessa au bout de dix-huit mois. — L'étouffement et l'oppression de la poitrine parurent de nouveau, et l'enfant expectora une matière purulente semblable à celle qui sortait par l'ouverture de la poitrine. Cette ouverture resta fermée pendant un mois; elle s'ouvrit de nouveau, et alors une matière fluide échappa avec de petits flocons, qui, de temps en temps, fermaient l'ouverture. L'enfant, en faisant un léger effort et en fermant le nez et la bouche, débouchait cette ouverture par l'expiration de l'air à travers la plaie. Lorsque le malade se plaçait de manière que l'écoulement pût avoir lieu facilement, il se trouvait soulagé. — Le traitement dura quatre ans.

Le docteur Muller eut soin d'entretenir les forces du malade par une bonne nourriture, et les eaux minérales ferrugineuses de Schwalbach contribuèrent à sa guérison.

J'ai vu ce jeune homme depuis sa guérison : les quatrième, cinquième, sixième et septième côtes du côté gauche sont déprimées ; la structure osseuse de la poitrine est aussi déprimée ; il y a un enfoncement de plusieurs pouces de haut en bas, déviation de la colonne vertébrale. Du côté gauche, la poitrine a trois pouces d'épaisseur ; du côté droit elle en a sept. L'auscultation fait entendre le son amphorique dans le poumon gauche. La respiration semble passer à travers un large tube, comme chez quelques malades asthmatiques, ou comme dans les grandes cavités pathologiques des poumons. Le jeune homme est aujourd'hui complétement rétabli ; il a seize ans. Il ne peut ni courir ni monter sur des arbres, mais, sous tous les autres rapports, il se porte bien.

Cet enfant a un aspect scrofuleux.

Selon M. le docteur Muller junior, des phthisiques qui s'étaient rendus à Ems, et dont l'état avait empiré, se trouvaient bien de l'usage des eaux ferrugineuses et gazeuses de la fontaine Pauline à Schwalbach. Je ne doute pas que les

malades chlorotiques avec tendance tuberculeuse ne se trouvent bien de ces eaux, pour
combattre surtout l'appauvrissement du sang.

Cette observation montre les efforts de la
nature pour opérer des guérisons. Ces efforts
sont fréquents, mais on les méconnaît. Lisez
les ouvrages des pathologistes, vous verrez
rarement une opération faite par eux. A l'exception du professeur Nosse, de Bonn, j'ai
trouvé peu de médecins qui ne parussent ef-
frayés de la ponction de la poitrine; et cependant la nature semble indiquer ce moyen extrême par les cures qu'elle opère toute seule,
et par celles qu'elle prépare par l'adhérence
de la plèvre, adhérence que la majorité des
dissections des phthisiques démontre. Le docteur Von Herf, de Darmstadt, a fait quatre fois
cette opération, et deux fois avec succès. — Le
docteur Gosse, de Genève, avec qui je visitai
les eaux minérales de Schwalbach, de Wiesbade, de Hombourg et de Bade, le docteur
Gosse, dont le souvenir m'est cher à plus d'un
titre, me rapporta alors un cas analogue à
celui dont nous étions témoins; mais il ne voulut point se fier à sa mémoire, et, comme le

sujet de cette guérison était un médecin, il me promit de demander à son confrère la relation de la maladie. Je la reçus dans une lettre que mon ami m'adressa au congrès de Marseille.

—

OBSERVATION XV.

Gangrène du poumon gauche, suppuration, ouverture des parois thoraciques, de la plèvre et du parenchyme pulmonaire. — Destruction du poumon gauche. — Guérison. — Relation écrite par le malade lui-même, médecin des environs de Genève.

« C'est à ma mémoire que je dois avoir recours pour relater les commencements de la maladie dont vous me demandez l'historique; je dois donc vous dire que, malgré le délire dans lequel je me trouvais, j'ai conservé le souvenir de tout ce qui s'est passé alors, et quoiqu'il se soit écoulé treize ans, il me semble sentir encore les impressions que je ressentis dans le temps.

« Je suis né de parents qui n'ont eu ni d'un côté ni de l'autre, et en remontant jusqu'à mes grands-parents, aucune affection de poitrine; le rhumatisme n'a jamais été connu dans ma famille, et jamais aucun signe de scrofule ne s'y est rencontré; mes ancêtres sont morts dans un âge très-avancé; mon père est mort à soixante-dix ans d'une *angina pectoris*, ma mère est morte à l'âge de quarante-six ans d'une hémorrhagie utérine à la suite d'une couche. Jusqu'à l'âge de seize ans j'ai joui d'une parfaite santé; à cette époque je fus soumis à des variations brusques de température, passant de 30 degrés de chaleur à zéro, et même plus bas, sans prendre aucune précaution. Après quelque temps d'un tel régime, je fus atteint, dans le mois de décembre 1814, d'une espèce de paralysie du bras gauche, dont je m'étais servi pour soutenir un malade dans une position forcée pour moi, position que je gardais quelquefois pendant deux heures de suite sans faire aucun mouvement; plus tard, il s'y manifesta des douleurs très-intenses qui résistèrent à tout ce qui fut fait. Enfin, après six mois de souffrances, le bras commença à pouvoir exécuter quelques mouvements, mais le genou droit fut pris de douleurs, puis le pied, particulièrement la plante du pied et le gros orteil, à tel point qu'il m'était devenu impossible de le poser sur le sol. Cet état a duré sans interruption pendant deux ans, sans qu'aucun des moyens employés apportât la moindre amélioration. Après ce laps de temps les douleurs devinrent tolérables, puis cessèrent entièrement par moments; je pus alors commencer à marcher, mais chaque année je devais rester au lit, souffrant, pendant deux et trois mois; cela dura jusqu'en 1832, au mois d'août. Je résolus alors d'aller à Aix en Savoie; j'y pris des douches assez fortes, et, après trois semaines de l'usage de ce moyen, je ne ressentais plus aucun mal, j'étais un autre homme. Depuis ce moment, je n'ai plus aperçu de douleurs de rhumatisme; je pouvais me livrer à la marche, ce que je n'avais pu faire depuis dix-huit ans; j'avais recouvré une bonne santé que l'hiver n'altérait pas. Dans le mois de janvier suivant, mon père étant malade, je dus joindre sa pratique à la mienne, essuyer de très-mauvais temps et de la fatigue pendant plusieurs semaines.

«Ici va commencer l'historique de la maladie dont vous me demandez le détail.

«Le 23 février 1833, j'étais alors âgé de trente-six ans, après avoir vaqué à mes occupations toute la matinée, je rentrai chez moi à midi, je déjeunai de bon appétit, et après je me rendis à la ville, distante de ma demeure de deux kilomètres. Rien n'annonçait en moi le moindre mal, lorsque tout à coup, à deux heures, je fus saisi d'un frisson si violent qu'il me fut impossible de continuer ma route ; l'on me mit dans une voiture pour me ramener chez moi, où, malgré les moyens les plus actifs, je ne repris de la chaleur que vers les onze heures du soir. Alors commença un délire loquace très-violent, avec une grande altération, chaleur brûlante ; cet état dura jusqu'au surlendemain, qu'une gêne très-forte se manifesta dans la respiration. Ce fut alors que mon père et M. Gosse furent demandés ; je fus saigné deux fois en douze heures, puis encore une fois quelques heures plus tard. Une légère amélioration se fit dans la respiration ; mais le cinquième jour se manifesta de la douleur au côté gauche, entre la sixième et la septième côte ; dès cette époque la respiration ne pouvait plus se faire que lorsque j'étais assis et la tête penchée en avant, car dès que je la redressais je suffoquais. Il n'y avait point de sommeil, beaucoup d'altération; le pouls était fréquent, petit, serré, avec des sueurs très-abondantes, et des frissons annonçaient une suppuration interne.

« Je restai dans cet état environ dix jours ; il survint de la toux d'abord très-rare, sans expectoration, puis plus fréquente ; puis arriva l'expectoration de *morceaux gros comme des noix. Je ne puis dire leur nature.* Ils étaient gris noir, c'est tout ce que j'en sais. La faiblesse était extrême, l'émaciation avançait à grands pas ; sueurs, insomnie complète, altération, constipation, urines abondantes, pouls fréquent, très-petit, position forcée du corps assis, avec la tête penchée en avant. Quelques jours se passèrent ainsi, puis survint un état intermittent. Pendant douze heures je ne cessais de cracher du pus, ou plutôt le pus coulait par gorgées, de manière à en rendre près de deux litres en douze heures ; puis pendant les douze heures suivantes il n'y avait ni toux, ni expectoration, et cela pendant quinze jours avec la même intensité. Il se fit là un temps d'arrêt ; je toussais et crachais de temps en temps, l'état général devenait de plus en plus alarmant. Je conservais toute ma présence d'esprit. A cette époque je fus transporté chez mon père, à Vandœuvres, et là se déroula une autre série de faits : l'expectoration continuait, mais peu abondante comparativement, et en même temps il se manifestait un soulèvement des sixième et septième côtes vers leur grande courbure. Plus tard je sentis évidemment, mais très-profondément, de la fluctuation ; je ne pouvais rester penché sur le côté droit sans que la respiration s'embarrassât. L'état général était très-mauvais. Il y avait certainement un foyer de suppuration dont il *fallait favoriser l'issue.* La question était donc de choisir le moyen : je me décidai pour le caustique, moyen que je me sentais en état d'appliquer moi-même. Cela décidé, j'appliquai de la potasse caustique sur la partie la plus confluente et sur une surface de deux pouces. Je souffris beaucoup, surtout lorsque le cautère vint à agir dans la profondeur des tissus ; le surlendemain je fendis l'escarre, et il jaillit environ un litre de pus jaune, fétide et lié ; les assistants purent juger comme moi de la place qu'occupait l'abcès lorsqu'ils virent éteindre une bougie par le souffle qui sortait de la plaie quand je fermais la bouche et le nez, et que je faisais le mouvement alternatif d'inspiration et d'expiration. Depuis ce moment l'expectoration diminua insensiblement : le pus sortait en abondance à chaque pansement ; il y avait toujours la fièvre hectique, les sueurs abondantes et tellement visqueuses que le linge ne pouvait pas se sécher sans avoir été lavé au savon ; grande faiblesse, insomnie, constipation ; mais les fonctions digestives se faisaient bien. Je dirai ici une fois pour toutes que durant tout le cours de cette maladie, les quinze premiers jours exceptés, *l'appétit s'est constamment soutenu*. La plaie diminua d'étendue, et la suppuration paraissait suivre la même marche ; après six semaines, l'ouverture se trouvait réduite au diamètre d'une corde à boyau comme celles de violon ; le pus sortait en petite quantité ; tout, du côté de la respiration, paraissait plus libre, et il me fut possible deux jours de me coucher sur le côté malade seulement, car dès que je me plaçais sur le côté droit, la respiration s'embarrassait et les crachats me suffoquaient. Un jour, le petit trou se ferma, et aussitôt survint de la dyspnée, de la toux, une expectoration plus abondante, mais pas suffisante pour vider tout le pus accumulé ; je faillis suffoquer. Alors j'introduisis de force un morceau d'une racine spongieuse sèche dans la place où était la petite ouverture ; après quelques heures, il y avait une dilatation de la grandeur d'un tuyau de plume d'oie. En retirant ce tampon, il sortit une très-grande quantité de pus, et je défaillis complétement. Cependant tout n'était pas fini : je repris mes sens au bout d'une heure, je ne laissai refermer la plaie de long-temps, et je ne l'ai laissée aller à elle-même qu'après que j'ai été assez bien rétabli pour n'avoir plus rien à craindre.

« Au mois de novembre il survint un crachement de sang qui ne se répéta pas. Ce jour-là M. Gosse me conseilla du muriate d'or et de soude, que j'ai pris sans pouvoir affirmer que ce médicament ait eu une grande influence. En décembre la plaie était cicatrisée, et l'on posa successivement, à différentes places du thorax, des cautères à mesure qu'un sentiment de douleur se faisait apercevoir.

« La respiration était meilleure, les forces re-

venaient tout doucement ainsi que le sommeil ;
la sueur diminuait, mais prenait un caractère
qui s'est de plus en plus décidé, c'est-à-dire
que toute la partie droite du corps, du sommet
de la tête au pied, se couvrait de sueur, tandis
que le côté gauche restait sec. Ce phénomène
persiste encore aujourd'hui après treize ans.
Dès lors rien de remarquable n'a eu lieu : la
santé s'est bien raffermie, et sur la fin de l'année 1834 j'ai pu commencer à me livrer à
quelques occupations. Il n'est point revenu de
rhumatisme, les fonctions digestives n'ont point
été altérées ; la respiration seule est un peu
gênée lorsque je me livre à des mouvements
un peu vifs des bras ou à une marche précipitée ; la respiration sur le côté gauche, dans le
lit, est toujours préférable.

« Il y a un an, j'ai prié un de mes collègues
d'ausculter ma poitrine, ce qu'il a fait avec attention : il trouva à ce moment le poumon
droit en bon état ; le poumon gauche est détruit
dans sa plus grande étendue ; il en existe encore un vestige dans la partie supérieure,
mais cette petite portion se laisse mal pénétrer par l'air, et semble comme racornie.

« Pour moi, je ne m'aperçois de cette perte
que dans les cas que j'ai cités plus haut, et
quelquefois il me semble que *tout ce côté est
de bois.*

« Dire tous les moyens qui ont été mis en
usage pour combattre cette maladie serait fas-
tidieux; car si la médecine y a contribué pour
quelque chose, l'on peut aussi attribuer la
plus grande part à l'ingénieuse attention de
l'affection dont j'étais l'objet, puis une part
encore à une constitution que des écarts de
jeunesse n'avaient pas altérée.

« Je me bornerai à tracer la marche générale
suivie ainsi dans l'origine et pendant l'acuité
de la maladie. On a mis en usage les saignées
générales et locales, la diète, les boissons dé-
layantes, puis les préparations antimoniales;
*l'on a ensuite soutenu les forces du malade par
des consommés de viande, puis par une nourriture plus abondante pendant la période de suppuration;* enfin l'on a donné issue au foyer
purulent par une ouverture pénétrant dans le
parenchyme même du poumon. Le traitement
médical a été dans ce cas des plus simples,
comme vous le voyez, et la guérison a été

aussi complète qu'inattendue après vingt mois de maladie. J'ai raconté ce qui s'est passé, je laisse à votre ami le soin d'en tirer les conséquences, et d'en faire l'usage qu'il croira bon dans l'intérêt de la science ; et si vous avez l'avantage de le posséder chez vous, il me sera très-agréable de confirmer par ma visite les faits que j'ai cités. »   F***.

Les troubles politiques du mois d'octobre m'ont empêché de visiter Genève. Je le regrette beaucoup ; j'aurais certainement profité de mon séjour dans cette ville savante, en entrant en communication avec les médecins célèbres qui y exercent la médecine avec tant d'éclat, indépendamment du plaisir que j'aurais eu à voir mon courageux confrère.

Son histoire, si intéressante et si pathétique, me rappelle les observations que le docteur Carson, de Liverpool, fit au sujet de la ponction de la poitrine. On sait que ce savant physiologiste présenta dans ses essais des idées neuves sur le traitement de la phthisie. Considérant que les poumons sont, dans tous les temps, dans un état forcé de dilatation, il attribuait à cette circonstance la difficulté de cicatrisation des ulcères ; et comme ses expériences avaient prouvé, dans l'homme comme chez l'animal, que l'air pouvait être admis dans un des côtés de la poitrine, sans danger, le docteur Carson proposa que l'on fît la ponction de la poitrine dans des cas de phthisie, afin que le poumon du côté malade fût réduit au repos, et que l'abcès pût ainsi se guérir.

Cela revient à dire qu'il fallait faire une compression directe sur le poumon à l'aide de l'air extérieur. Ce que le docteur Carson proposa, et ce que l'on critiqua trop vivement alors, le docteur F*** l'a fait sur lui-même, montrant les miracles qu'opère la nature pour peu qu'on la seconde.

On me demandera peut-être : la maladie du docteur F*** était-elle une phthisie ? Pour moi ce n'est pas douteux ; et bien que cet honorable confrère ait dit d'abord que ses parents n'avaient jamais eu de maladie de poitrine, il nous dit aussi que son père était mort de l'angine de poitrine. Prenons, d'ailleurs, le fait tel qu'il est. Est-ce un abcès ? est-ce une gangrène ? est-ce un ramollissement de tubercule ? La poitrine n'en a pas moins été ouverte, et c'est incontestablement cette ouverture qui a sauvé le malade.

Quand on lit des cas aussi remarquables que ceux que je viens de citer, on ne comprend pas que l'on puisse désespérer de guérir la phthisie. Larrey rapporte qu'il vit guérir deux militaires atteints de phthisie, à la suite d'une amputation; le baron Desgenettes avait appris de médecins anglais qu'un officier, représenté dans le tableau de la mort de Wolf, avait été guéri de la phthisie par une balle qui lui avait traversé la poitrine.

M. Brown, député, inspecteur général des hôpitaux de l'armée anglaise, homme estimé par tous ceux qui le connaissent, m'a rapporté l'exemple de deux soldats qui avaient eu la poitrine traversée de part en part, et qui étaient guéris. « Ces faits, dit l'honnête Larrey, prouvent les effets salutaires que certaines causes perturbatrices produisent sur les maladies les plus désespérées, et donnent jusqu'à un certain point l'explication de phénomènes qui ont lieu d'étonner les plus grands observateurs. » — Si l'on rapproche enfin de ces différents cas l'observation du médecin de Ge-

nève, qui eut la résolution et le courage d'ouvrir sa poitrine à l'aide de la potasse caustique, on se demandera pourquoi l'on ne tente
pas ces grands moyens dans les cas désespérés.

Je n'ai pas cité d'observations sur les résultats de l'huile de foie de morue dans la phthisie. Le Mémoire du médecin de l'hôpital de
Saint-André, de Bordeaux, me dispense de ce
soin; non que j'adopte pleinement toutes les
vues de ce médecin si distingué, mais parce
que je ne regarde en réalité l'huile de foie de
morue comme un des plus puissants médicaments que contre les scrofules. — On sait que
la phthisie scrofuleuse est la plus commune.
Les scrofules représentent une diathèse bien
marquée; le *liber-trann* est le médicament à
employer contre cette diathèse.

L'expérience des meilleurs observateurs a
prouvé que le tubercule scrofuleux se guérissait plus aisément que le tubercule pur; il est
donc aisé de comprendre comment les auteurs
ont admis des cures de phthisie scrofuleuse par
l'huile de foie de morue, quand, en réalité, il
n'y avait eu de cure que pour la diathèse scro-

fuleuse. La phthisie s'était guérie dès qu'elle avait été délivrée de sa complication, comme des phthisies à diathèse syphilitique ont paru guéries par le mercure, quand, en réalité, la maladie accessoire seule avait été guérie par ce médicament.

C'est le même raisonnement, appliqué à faux aujourd'hui à l'huile de foie de morue, qui a jeté le discrédit sur d'autres médicaments. Un médecin annonce avoir guéri une phthisie par le mercure : aussitôt on applique le mercure à toutes les phthisies, et, le mercure n'ayant la propriété de guérir que la diathèse syphiliti-que, on rejette le mercure parce qu'il n'a pas guéri toutes les phthisies.

On annonce que l'iode a guéri la phthisie : et, sans chercher à connaître quelle forme de phthisie a été guérie, on applique ce médica-ment à toutes les variétés, comme un maçon applique sa toise à toutes les surfaces. On ne réussit pas, et l'on rejette l'instrument.

Dans tout cela, il n'y a qu'une personne à blâmer : c'est le médecin, qui n'a pas cherché à adapter le médicament à l'état spécial de son malade.

Dans mon voyage médical, en remontant
le Rhin, j'ai visité la Faculté de Strasbourg.
J'ai assisté à une séance de la Société médicale
de cette ville, et j'ai été témoin d'une joute de
savants doublement intéressante par le sujet
traité et par l'habileté des jouteurs. Je vis particulièrement M. Forget, qui se livre à des recherches expérimentales sur la thérapeutique
de la phthisie. Je dois à ce savant et obligeant
confrère la brochure qui contient sa clinique
de 1844, et j'y trouve ses opinions sur la phthisie et son traitement. Cet habile professeur
divise la phthisie en trois éléments : *l'élément
tuberculeux*, *l'élément inflammatoire* et *l'élément symptomatique.*— Je n'ai pas à faire l'examen de ces opinions, je les cite; le lecteur
peut voir aisément en quoi elles diffèrent des
miennes. Bien que le cadre de la phthisie,
selon M. Forget, me paraisse trop étroit, cela
ne m'empêche pas de rendre justice à son talent d'observation et à sa direction expérimen-
tale. M. Forget a fait l'essai de presque tous
les médicaments préconisés. Ecoutons ce qu'il
dit :

« Sur *six* sujets qui ont pris, pendant long-

« temps, *l'acétate de plomb*, *trois* ont succom-
« bé ; sur *cinq* saturés de digitale, *quatre* sont
« morts ; de *cinq* qui ont pris le lichen d'Islande,
« *trois* sont morts ; *deux* seulement ont pris le
« sel de cuisine et sont morts ; *un* a pris le proto-
« iodure de fer et a succombé ; de *quatre* qui
« ont pris l'iodure de potassium, *trois* ont suc-
« combé ; sur *onze* qui ont largement pris
« *l'huile de foie de morue*, *cinq* sont morts.
« Nous ne poursuivrons pas ce parallèle à l'é-
« gard du sel ammoniac, du carbonate de soude,
« du goudron, du monésia, du sulfate de qui-
« nine, du calomel, des frictions mercurielles,
« du tartre stibié, seul ou associé à l'opium, de
« l'eau de laurier-cerise, de la jusquiame, etc.
« Partout nous n'avons rencontré que des ré-
« sultats négatifs, en tant que guérison réelle.
« Mais, parmi ces nombreux remèdes, il en est
« de dangereux, il en est d'innocents, il en est
« de *réellement utiles;* parmi ces derniers, nous
« signalerons à part les antiphlogistiques, l'o-
« pium, la digitale, ces précieux calmants
« de la douleur et de la fièvre, et les sédatifs
« en général ; puis cette huile de foie de morue,
« dont on fait tant de bruit aujourd'hui. Mais

« pour dire toute ma pensée, je considère cette
« huile comme simplement adoucissante et
« agissant à la manière des mucilagineux, car
« récemment on vient de proposer l'huile de
« pavot noir, même l'huile d'olive, comme pro-
« curant autant de services que l'huile de foie
« de morue. »

Les opinions de M. le professeur Forget ont
droit à être écoutées avec respect ; mais M. Forget n'est encore qu'au milieu de ses investiga-
tions. Plus il avancera dans cette voie, plus il
verra loin, et plus il comprendra que son cadre
des trois éléments de la phthisie est trop res-
treint. J'ai assisté à une visite de M. Forget
à l'hôpital de Strasbourg : il est heureux pour
les élèves d'avoir un pareil maître, et l'on
regrette que ce savant professeur ne soit pas
placé sur un plus grand théâtre.

Il me suffit de constater ici, sans approuver
ou combattre l'opinion de M. Forget sur la propriété adoucissante de l'huile de foie de morue,
que *c'est* l'huile de foie de morue qui a donné
le moins de morts dans le rapport de M. Forget.
Si ce fait était isolé, il ne serait pas sans valeur, à cause de l'autorité du professeur de

Strasbourg; mais le fait s'est reproduit souvent lorsque ce médicament a été donné selon sa propre indication, c'est-à-dire dans la phthisie strumeuse.

Dans un rapport fait par le savant Lombard, de Genève, rapport que je dois à l'obligeance de mon ami M. le docteur Gosse, on trouve sur l'huile de foie de morue des observations précieuses. En examinant la valeur physiologique de ce médicament, M. Lombard annonce que les médecins suisses consultés à ce sujet ont été unanimes pour déclarer qu'il *augmentait l'appétit* et qu'il *régularisait les fonctions digestives.*

« Si nous résumons, dit le docteur Lombard,
« l'opinion des médecins sur les effets physiolo-
« giques du remède dont nous nous occupons,
« nous dirons que c'est un *excellent stimulant*
« *de toutes les fonctions, sur lesquelles il exerce*
« *une action spécifique qui n'a pas été expliquée.*

« En général, nous avons peu à nous louer
« de l'huile dans les cas de phthisie pulmonaire;
« nous l'avons administrée sans succès pendant
« des semaines, des mois entiers, *à moins ce-*
« *pendant qu'il n'y eût quelque complication*

« *scrofuleuse*. C'est ainsi que les pneumonies
« tuberculeuses et les suppurations bronchi-
« ques et pulmonaires des enfants sont presque
« toujours promptement et remarquablement
« améliorées par l'emploi de ce médicament.

« De toutes les maladies, celles qui résistent
« le moins à l'usage de l'huile sont les diverses
« formes de scrofules.

« La plupart de nos correspondants, conti-
« nue le judicieux et savant rapporteur, consi-
« dèrent cette huile comme un excellent médi-
« cament, supérieur à tous les autres dans les
« cas de constitution viciée; ils estiment qu'il
« facilite l'absorption des engorgements, sti-
« mule le système lymphatique, et peut en
« outre être considéré comme une substance
« *nutritive supérieure à tous les analeptiques*
« *que le médecin puisse employer.*

Les opinions de tous les médecins de la Suisse
recueillies par le savant Lombard et rapportées
par lui, sont certes d'un grand poids pour établir la valeur thérapeutique de ce médicament.
Ce qu'il y a de plus remarquable, c'est que les
médecins de la Suisse ont mieux précisé que
qui que ce soit les vraies propriétés de ce mé-

dicament, soit par rapport aux fonctions digestives, soit par rapport à la phthisie scrofuleuse, soit enfin en considérant ses *qualités nutritives*. C'est ainsi que j'ai considéré moi-même l'huile de foie de morue dans mon Mémoire lu à Marseille; en parlant de l'huile comme aliment répondant tout à la fois aux besoins de la nutrition épuisée et de ceux de la respiration, j'ai eu constamment en vue la phthisie strumeuse.

Ce n'est pas ici le moment d'examiner comment l'*élément adipeux* fait antagonisme aux *détritus insolubles et inassimilables* qui forment le tubercule. Il suffit de savoir que le tubercule et la graisse se trouvent très-rarement dans le même organe, comme l'ont établi les recherches pathologiques de M. Louis, que j'ai déjà citées.

Pour revenir au point de départ de cette digression apparente, il est à regretter que, dans la majorité des cas, les médecins emploient des médicaments dont ils ne connaissent que le nom; les insuccès sont le plus souvent le résultat de la fausse application du remède.

Ce que je viens de rapporter sur l'huile de

foie de morue répondra sans doute aux inten-
tions charitables de ceux qui veulent me faire
dire que je préconise un spécifique dans la
phthisie, et qui trouvent plus aisé de fausser
mes opinions que de les combattre.

Une vérité ressort à première vue de l'expo-
sition des faits. C'est que la phthisie est une
maladie complexe, c'est qu'elle n'est pas seulement une inflammation, c'est qu'elle ne peut
être exclusivement traitée par un spécifique,
c'est enfin que la bonne logique consiste à ne
reconnaître dans un médicament nouveau que
les propriétés qu'il a, et qu'il faut se garantir de
l'engouement et du scepticisme, qui mènent à
l'erreur, bien que ce soit par deux routes opposées. — Les expériences de M. Forget, et le rapport du docteur Lombard, de Genève, tendent au
même but, malgré les applications diverses;
toutefois, le docteur Forget ne parle qu'inci-
demment de l'huile de foie de morue, tandis
que le rapport lucide et précis de M. le docteur
Lombard fixe l'opinion des esprits sur la valeur de ce médicament alimentaire.

RÉFLEXIONS.

En faisant une revue rétrospective des observations citées, nous remarquons la conduite de Rush, conduite trop souvent renouvelée, car l'incurabilité de la phthisie étant un préjugé dominant, l'abandon des phthisiques est commun, même de nos jours, dans les hôpitaux comme dans la pratique civile. Les deux malades de Rush furent guéris par les calmants et une bonne alimentation. Sydenham avait dit, en parlant de l'opium, que c'était un présent des dieux. Dans la phthisie, ce médicament peut rendre de très-grands services ; je pense que les médecins n'étudient pas assez ses propriétés.

Je n'ai pas cité d'observation de guérison par la digitale, uniquement pour ne point grossir mon ouvrage. C'est aussi ce motif qui m'a fait négliger de parler des cures à l'aide de l'*uva ursi*. La digitale mérite d'être étudiée comme l'opium. Dans les cas de phthisie avec maladie du cœur, c'est le plus puissant modificateur de la circulation. Les deux observations de Rush répondent à ce qu'on peut dire sur les calmants et les narcotiques.

La seconde observation fournie par M. Qué-
telet est aussi intéressante que précieuse. J'ai
eu l'occasion de voir plusieurs malades devenus
asthmatiques, échappant ainsi aux dangers
de la phthisie. En visitant l'Hôtel-Dieu de Lyon,
et en suivant la clinique du professeur Brachet,
connu par ses belles études sur l'hypocondrie,
sur l'opium, et par d'autres travaux impor-
tants, ce savant professeur me montra plusieurs
phthisiques, et à la suite d'une conversation
dans laquelle j'annonçais la transformation
d'une phthisie en asthme, M. Brachet me montra un meunier, âgé de cinquante-cinq ans,
qui avait une caverne du côté gauche, chez
lequel la maladie avait suivi cette marche.
« La phthisie, me dit cet éminent professeur,
est commune chez les meuniers. Cette phthisie
est produite par l'irritation des corps étrangers pénétrant dans les bronches; il n'est pas
rare de les voir guérir, mais en contractant
une espèce d'asthme. »

En lisant la dernière traduction de Laennec,
publiée à Londres par le docteur Herbert, avec
des notes du docteur Ramadge, on trouve dans
ces notes et ces commentaires de précieuses
observations sur l'emphysème pulmonaire. Le

docteur Ramadge, dont on ne connaît pas assez la pratique, et que l'on travestit à tort en supposant qu'il ne traite la phthisie qu'à l'aide d'un tube, a reconnu plusieurs maladies en antagonisme avec la phthisie. Parmi ces maladies l'asthme est mentionné. C'est ne pas connaître sa pratique que de supposer qu'il produit un asthme réel. Le dernier mot est employé comme terme de comparaison, et c'est à défaut d'autre terme, que j'ai employé moi-même celui d'asthme artificiel. L'observation de M. Brachet de Lyon est de nature à amener à comprendre comment des malades atteints de phthisie guérissent en passant à l'état d'asthme. La poussière de farine n'est pas assez irritante pour désorganiser le poumon, mais elle peut forcer les individus à faire de plus grands efforts de respiration. La phthisie des carriers et des individus occupés à rémouler ou à aiguiser des aiguilles dans les manufactures a nécessairement d'autres résultats, Les corps étrangers, dans ces derniers cas, produisent une irritation inflammatoire active, tandis que la farine, moins irritante, agit d'une manière passive, et doit forcer le malade à de plus grands efforts de respiration.

Le docteur Ramadge pense que la plupart des bons résultats obtenus de toutes les inhalations médicinales tant vantées, sont dus à l'aide de l'inspiration et de l'expiration. J'avoue pour ma part que cette opinion a quelque poids. Il faut cependant se garder de faire table rase de toutes les substances employées. Dans la phthisie aiguë, éminemment inflammatoire, floride, comme l'appellent quelques auteurs, l'usage d'inhalations émollientes a de bons effets. Dans une phthisie à diathèse herpétique avec atonie, je comprends que l'on puisse espérer quelque secours des substances balsamiques ou résineuses. Le désir de simplifier ne doit pas faire rejeter ce qui est bon. Enfin, la régularisation de la respiration d'après les vues du docteur Ramadge, ou d'après des vues moins exclusives, est un moyen qui donnera d'excellents résultats au médecin qui en connaîtra toutes les ressources.

Comment pourrait-on récuser l'importance d'une atmosphère artificielle en présence de l'observation du docteur Caisergues? Ici, je vois une phthisie simple; le malade s'aperçoit de son état de bonne heure, juge de sa phthisie avec sang-froid, et se traite avec une logique remarquable. Je me demande ce qui serait arrivé, si on eût attaqué le docteur Caisergues avec des saignées et des sangsues pour abattre l'inflammation? Selon toute apparence on l'eût épuisé. Le savant professeur avait remarqué que les phthisiques souffraient surtout des variations de température, il se séquestra.

La phthisie inflammatoire est assez commune à Montpellier, les vents du nord et du nord-ouest affectent les phthisiques, d'après les observations de Murat et de Poitevin. Le docteur Caisergues se mit à l'abri des influences qui pouvaient empirer son état. Pour lui l'hémoptysie fut un sage moniteur. Il y avait plaie dans le poumon. Si c'était le résultat d'un tubercule, la nature devait le circonscrire, le séquestrer ou le jeter au dehors; pour cela, il fallait l'aider, attendre, et ne pas la contrarier dans ses efforts.

Mais qu'il y a peu de malades capables d'une conduite aussi sage que celle du vénérable doyen de Montpellier! L'attente du malade ne fut pas déçue, le docteur Caisergues cracha des tubercules, il les vit, les reconnut, et

il espéra sa guérison en faisant tout ce qu'il
fallait pour l'obtenir. Le tubercule expulsé, son
poumon ne devait pas être encore cicatrisé ;
aussi il persista dans sa séquestration, et ne
sortit qu'au mois de mai et de juin, lorsqu'il
y avait moins à craindre des variations de
la température.

Le docteur Caisergues a atteint sa soixante-
dixième année ; son teint est frais, sa fibre ferme ;
sa constitution primitive ne fut jamais entachée
d'aucun virus. Le traitement suivi par le docteur
Caisergues est un modèle pour les phthisies simples ; c'est une page digne d'Hippocrate ; l'École
de Montpellier se montre la dépositaire des doctrines du divin vieillard, dont elle conserve le
buste antique avec une intelligente vénération.

L'observation du docteur Stokes, de Dublin,
vient, en quelque sorte, corroborer l'influence
du climat dans la guérison de la phthisie. Les
calculs ou les tubercules expectorés, le malade
ne tarde pas à guérir. Le docteur Williams nous
rapporte également un cas de guérison par l'effet du changement de climat. En lisant ces deux
observations, on ne peut s'empêcher de reconnaître l'influence merveilleuse du changement

d'air, influence déjà si remarquable dans la coqueluche.

Le changement de climat fut, de tout temps, recommandé dans le traitement de la phthisie; mais on a fait pour les localités ce que l'on a fait pour les médicaments; on les a conseillés sans les connaître. Que de médecins ont envoyé à Nice des malades qui eussent vécu plus longtemps à Londres ou à Paris ! Une phthisie inflammatoire ou floride ne saurait guérir plus vite à Nice que dans une grande ville. Dans les grandes villes, comme Londres ou Paris, je maintiens, au risque de paraître paradoxal, que les inflammations sont moins aiguës. Transporter une phthisie inflammatoire sur les bords de la mer, la faire voyager, ce n'est pas agir avec réflexion. Le docteur Caisergues ne quitta pas Montpellier; il se mit à l'abri des vents du nord.

On trouve dans les auteurs anglais des observations fort utiles sur les climats et la température. Les Anglais ont écrit des monographies sur les quatre coins du monde; ils n'ont négligé qu'une chose, c'est d'écrire sur le climat de Londres. Eh bien ! dans Londres, que j'ai habité longtemps et où j'ai fréquemment traité la phthisie, la forme inflammatoire s'y trouvait mieux que dans un air plus pur ; elle était d'ailleurs beaucoup plus rare que la phthisie scrofuleuse. Je pense que la phthisie dont parle le docteur Williams était caractérisée par une grande atonie ; dans ce cas, le climat de Londres ne pouvait lui convenir.

Portal rapporte deux cas de phthisie pulmonaire modifiée par un voyage à Paris, chez des malades venant du Midi. On me dira qu'il y a beaucoup de phthisiques à Paris : cela est vrai, car il y en vient de tous les départements. Cependant il y en a moins qu'à Marseille, où le quart de la population succombe à la phthisie, si les statistiques de Marseille sont exactes.

L'observation de M. Maclure indique les ressources que l'on peut retirer d'une contre-irritation, des antimoniaux et d'une nourriture fortifiante. Il n'est pas possible de croire que M. Maclure et le docteur Marshall-Hall se soient trompés sur ce malade. Le docteur Marshall-Hall, digne émule de sir Charles Bell, en Angleterre, a fait des découvertes importantes sur l'action et l'influence des nerfs, et, dans une discussion qui eut lieu entre ces deux médecins, il ne révoqua jamais en doute l'état phthisique du malade.

J'ai eu, depuis lors, une lettre de M. Maclure, praticien bien établi et d'un mérite reconnu; il m'annonce avoir publié d'autres cas dignes d'intérêt sur ce sujet; je regrette de ne pouvoir les faire connaître, son ouvrage ne m'étant pas encore parvenu.

On pourrait considérer l'observation du poëte Foss comme étant une guérison de hasard, si, dans la conversation, le professeur Chelius ne m'avait appris que, fatigué du régime sévère de ses médecins, le malade, se voyant condamné, avait pris le parti de suivre le conseil de Shakspeare : « *Throw physic to the dogs* » et de bien vivre en attendant que la mort vînt le chercher.

Il y a peu d'hommes qui puissent prendre une pareille résolution. Dans la majorité des cas, les malades condamnés *se laissent mourir*, sans réaction, sans effort pour vivre. L'histoire du poëte Foss n'est pas un fait isolé ; il est cependant plus commun de voir des malades découragés. Mais que fit le poëte Foss? Au régime sévère qui le débilitait ou qui du moins l'empêchait de se restaurer, il opposa, autant qu'il était en son pouvoir, la bonne chère, voulant au moins jouir de son reste. Si ce malade, tombant en des mains moins sceptiques que ses premiers médecins, eût été nourri, et qu'on eût ajouté à sa nourriture quelques millionièmes ou quelques billionièmes de grain d'une substance médicamenteuse quelconque, aurait-on manqué d'attribuer cette guérison aux millionièmes ou aux billionièmes de matière imperceptible, au lieu d'en faire honneur à un régime raisonnable ?

C'est par la faute des bons médecins et des médecins réguliers que les nouveautés et les modes médicales les moins raisonnables ont quelque succès dans le monde. Les médecins, en général, comme tous les hommes, sont tellement gouvernés par la routine, par des opinions toutes faites, qu'ils se donnent rarement la peine de penser et de sortir de leurs habitudes. Il y a dans la science, comme dans le monde, un grand laisser-aller, une insouciance pratique qui s'allient avec le peu d'ardeur que l'on a pour le travail.

L'observation du poëte Foss prouve d'une manière incontestable que ce malade fut phthisique ; le témoignage du professeur Chelius nous apprend qu'il fut abandonné des médecins, l'âge qu'il atteignit prouve qu'on peut vivre longtemps, encore qu'on ait été phthisique ; enfin l'autopsie cadavérique, faite en présence de deux des plus illustres médecins de l'Allemagne, qui reconnaissent les cicatrisations des poumons, ne laisse plus aucun doute sur la guérison de la phthisie.

L'observation qui suit présente une instruction également importante. L'atmosphère des étables fut utile à la tragédienne de Manheim ; elle guérit sous l'influence d'une température égale et sous celle d'un régime lacté. Mais si sa phthisie guérit, la diathèse scrofuleuse persista, la présence de cet abcès servait de diverticulum à la maladie. On comprend certains états antagonistes à celui du poumon, en lisant des observations semblables à celles que rapporte le docteur Chelius. On comprend aussi de quelle ressource peuvent être des cautères, des dérivations chez quelques malades.

Les métastases jouent dans la pathologie un très-grand rôle, et, dans la phthisie, ce rôle n'a pas été assez étudié.

Un phthisiologue anglais regarde les scrofules comme antagonistes des tubercules. Selon lui, des ulcères scrofuleux, ou des glandes en suppuration, protégent contre les tubercules. Beaucoup de médecins, au contraire, regardent la phthisie et les scrofules comme étant identiques. S'il en était ainsi, il suffirait, *dans tous les cas,* de traiter la scrofule pour guérir la phthisie. Mais des faits nombreux montrent ces deux maladies existant indépendamment l'une de l'autre. Baudelocque et Lepelletier citent des exemples de scrofule sans tubercule, et la présence des tubercules n'est pas toujours accompagnée de scrofule comme dans la phthisie floride ou purement inflammatoire. Pour moi, j'admets leur liaison fréquente et quelquefois leur antagonisme.

Des faits semblables à celui que rapporte le docteur Chelius tendent à corroborer l'opinion que la scrofule et le tubercule se balancent quelquefois.

Le même professeur, que je suis heureux de

citer et dont je me rappelle le bienveillant accueil à Heidelberg, me rapporta divers autres
exemples de métastase herpétique, dont les
résultats furent semblables à ceux de l'actrice
de Manheim.

Le baron Portal cite des exemples de phthisie à la suite de suppression d'excrétions diverses. Les annales de la science en fournissent
également, surtout quand on lit les ouvrages
des auteurs qui ne regardent pas toutes les maladies comme étant une irritation locale. Ray-
mond, dans son *Traité des maladies qu'il est
dangereux de guérir*, présente une observation
fort intéressante d'antagonisme entre un pana-
ris et une phthisie qui se termina par la mort.

Le transport des maladies d'un organe sur un
autre organe est un fait incontestable que les
praticiens les plus ordinaires ont été à même
d'observer. Or, dans l'hypothèse que le tubercule n'est qu'une inflammation locale, que
pourrait-on faire ? Le phénomène des métastases a été si peu étudié, qu'on ne le trouve pas
indiqué dans le dernier des dictionnaires de
médecine. Cela ne prouve rien contre l'existence des métastases, mais cela prouve cepen-

dant combien les idées dominantes ont fait tort à la médecine d'observation.

M. le professeur Trousseau, à qui revient la gloire d'avoir porté dans la thérapeutique les lumières d'une haute raison et d'un esprit indépendant, dit dans son excellent traité :

« Il arrive quelquefois que la suppression d'une maladie en engendre une plus grave. Une jeune femme, dit cet excellent professeur, atteinte de leucorrhée et d'engorgement de l'utérus depuis longues années, voulut en être guérie; dès que le flux utérin fut dissipé, elle éprouva des hémoptysies et tous les accidents de la tuberculisation pulmonaire. Heureusement elle fit, sur ces entrefaites, une fausse couche, qui ramena la fluxion utérine et la leucorrhée; tous les phénomènes morbides qui s'étaient développés du côté du poumon cessèrent en peu de temps. »

M. le docteur Groshans, professeur de clinique à Rotterdam, m'a parlé d'une femme teigneuse, chez laquelle il avait trouvé après la mort des tubercules concrets vers le milieu du poumon, non au sommet. Ce médecin distingué et passionné pour la science pensait que la teigne avait enrayé la phthisie. Je priai cet honorable confrère de se livrer à des recherches à ce sujet, d'autant plus que ces recherches sont faciles en Hollande. L'opinion que le professeur Groshans émettait avec circonspection a été soutenue en Angleterre, et j'avoue que je la partage.

La question des métastases et de l'antagonisme des maladies renferme en elle les deux grands principes qui divisent aujourd'hui la médecine en plusieurs camps.

L'antagonisme et les métastases artificielles comprennent les principaux phénomènes de la *médication irritante*, homœopathique, selon Hannemahn, excitante selon Brown, spoliative selon Broussais, et transpositive selon tous les observateurs. Hannemahn a dit que, pour guérir les maladies, il fallait les exagérer, mais les exagérer d'une manière imperceptible, inappréciable; il fallait que la maladie artificielle fît antagonisme à la maladie naturelle. Cela serait vrai si toutes les maladies n'étaient que fonctionnelles, s'il n'y avait pas d'altération organique. Mais l'antagonisme des maladies a un cercle d'action plus large que celui d'Han-

nemahn. *Morbi morbis curantur* s'applique surtout au *contraria contrariis* d'Hippocrate, et l'on
guérit sans contredit plus de maladies à l'aide
de cette dernière méthode. Si l'on pouvait éloi-
gner et détruire la cause d'une maladie, comme
cela a lieu dans l'épine entrée dans les chairs,
on aurait encore plus de succès. Mais la mul-
tiplicité des causes de maladie et leur obscurité
sont un obstacle à leur guérison.

Quoi qu'il en soit, l'antagonisme des maladies
a une plus haute portée qu'on ne le suppose au
premier abord; que la maladie à l'aide de laquelle on se propose de faire antagonisme soit
naturelle ou artificielle, toujours faut-il l'admettre, et quand on y réfléchit, on reconnaît la vérité de la maxime établie par John Hunter, que
deux actions naturelles ou morbides ne peuvent, dans le même temps, progresser *à pas égal*
dans le même organe et dans le même individu.
Cela ne veut pas dire que plusieurs maladies ne
peuvent coexister dans le même individu, cela
veut dire qu'il y a toujours un élément morbide
qui *domine*, et c'est le triomphe de la science
que de faire prédominer la maladie artificielle,
dont l'action est connue et déterminée, sur la

maladie naturelle dont on veut entraver la marche. De là l'importance de ce que j'ai appelé les modificateurs de l'économie.

On m'objectera peut-être que l'antagonisme des maladies et les métastases ne sont pas la même chose. Je le sais, mais il me semble qu'on peut les définir ainsi : Les métastases annoncent le déplacement d'une même maladie, l'antagonisme annonce la lutte d'une maladie contraire, opposée ; dans les deux cas de métastase ou d'antagonisme, il est important de connaître ces deux phénomènes, et de les faire tourner au profit de la thérapeutique.

Il est aisé de voir que je suis moins avide d'explications que de ressources thérapeutiques, et quand j'emploie un agent dérivatif, il me suffit de soulager l'organe principal, sans connaître par quels liens mystérieux ce soulagement s'est opéré. Je ne dédaigne pas les explications, mais ce n'est pas là ce que je cherche. *Avant tout, je désire guérir ;* on explique après, si l'on peut, comment on a guéri. D'ailleurs, n'est-ce pas ainsi que l'on fait avec le quinquina ?

L'observation neuvième, rapportée par M. Mayor, semble confirmer les bons effets de l'atmosphère des étables. Cependant, il y a autre chose à considérer. Ce jeune homme avait seize ans; selon les habitudes des campagnes, il travaillait; son amaigrissement pouvait tenir à une croissance rapide, ce qui est fréquent à son âge; il est évident, par le résultat, que ce malade n'avait pas une diathèse viciée. La température égale des étables, le lait pur, le repos, permirent à la nature de se rétablir. Le jeune homme prit des forces; la purulence disparut; soit qu'il y eût des tubercules expectorés par des crachats, soit que les tubercules fussent absorbés ou réduits à l'état latent, sa croissance se compléta.

En réfléchissant sur ces guérisons de Rush, de Stokes, de Caisergues, de Williams, de Chelius, de Mayor, de Maclure, on voit surtout des phthisies sans complication de diathèses vicieuses. Et que faut-il pour les guérir? Ne pas contrarier la nature. — La nature tend donc à la guérison. Cela est incontestable avec les faits révélés par les autopsies cadavériques.

Chaque jour, des autopsies nouvelles viendront révéler aux contemporains et à nos descendants que la phthisie est curable. Chaque

jour prouvera que le phénomène de la balle enchatonnée de Broussais se renouvelle toutes les
fois qu'il y a chez le malade assez de force pour
aider à la réparation des tissus.

Nous sommes dans ce moment à une époque
de réaction. Dans dix ans, on trouvera peu de
médecins sceptiques sur la guérison de la phthisie, et je suis heureux pour ma part d'être du
petit nombre de ceux qui aident à ce mouvement de réaction.

J'ai dit, au congrès de Marseille, que nous
naissions tous avec un germe de mort, que ce
germe était neutralisé par les forces de la vie,
mais qu'il se développait dès que les forces diminuaient. Dans cette proposition se trouve
ma thérapeutique lorsqu'il s'agit de traiter la
phthisie simple, sans complication de diathèse.
Affaiblir les malades, c'est donner de la force
à la maladie. Dans toute suppuration tuberculeuse, il faut soutenir le malade. — Dans tout
amaigrissement, il faut l'arrêter, et tendre à la
réparation des déperditions des tissus et des
forces.

Je vais au-devant d'une objection que l'on
ne manquera pas de faire, savoir, s'il faut, pour

favoriser l'absorption du tubercule, ou plutôt son isolement dans le poumon, employer le même traitement que pour l'expectoration purulente. Eh bien ! je réponds que la méthode qui met en première ligne les moyens de *réparation* est aussi utile pour aider à la formation du tissu inodulaire de cicatrisation, que pour fournir un tissu capable d'isoler le tubercule. Dans les deux cas, il faut de la force ; il faut une formation normale de tissu inodulaire, et il ne peut y avoir de tissu de réparation avec des déplétions sanguines et la diète. Il en faut toujours revenir à la manière dont se sont opérées les guérisons. Or, dans ces guérisons citées, il ne s'agit ni de saignées, ni de sangsues, ni d'eau gommée pour toute nourriture.

J'ai dit aussi dans mon Mémoire que le premier état de la phthisie était loin d'*être sans danger ; car, dès que le germe existait, il pouvait se développer si l'individu se plaçait dans les conditions de ce développement.*

Le monde serait effrayé, s'il savait combien est fréquent le germe tuberculeux. L'on a dit avec raison que l'on vivrait dans une inquiétude continuelle, si l'on connaissait tous les dangers dont la vie est menacée. Le poumon est si délicatement construit et cependant assujetti à un exercice si continu, qu'il est difficile qu'il n'arrive pas souvent quelques irrégularités dans ses fonctions. Chez un individu robuste, l'équilibre se rétablit bientôt ; chez des individus faibles, l'irrégularité se prolonge et se propage ; car les organes faibles ont peu de pouvoir de réaction, et voilà pourquoi, chez des individus faibles, il suffit des moindres écarts de régime, des moindres infractions aux lois de l'hygiène, pour produire des désordres, d'autant plus irréparables, que des mains inhabiles les augmentent au lieu de les diminuer. — Chez des individus forts, le tubercule passe aisément à l'état concret ; chez des individus faibles, cette modification est plus rare.

Je serais accusé de répétition, si je m'étendais davantage sur l'importance de l'hygiène comme moyen de prévenir et de guérir la phthisie.

Arrivons maintenant à un sujet plus compliqué. La dixième observation nous présente une phthisie avec diathèse syphilitique. Le malade périssait évidemment, parce que la diathèse emportait le malade débilité par le tubercule. — La diathèse traitée et guérie, le malade s'est rétabli. La phthisie simplifiée s'est terminée par une guérison. Le médecin vous dit avec candeur qu'il rend grâce au mercure, *sans comprendre* son action. — Je suis convaincu que ceux de nos confrères qui liront son observation ne comprendront pas la remarque du médecin de Mons.

Quoi qu'il en soit, enregistrons le fait. Voilà cinq médecins qui déclarent un malade phthisique; tous reconnaissent les symptômes de la phthisie, et le malade guérit dès que la maladie qui complique ses tubercules est guérie. Tout ce qu'on avait fait pour la phthisie était nul. Il fallait, avant qu'une cicatrisation pût avoir lieu, que le virus syphilitique fût détruit. L'actrice de Manheim aurait probablement guéri, si sa diathèse scrofuleuse eût été traitée.

Nous ne voyons pas bien quelle part eût Laennec à la guérison de son malade; j'ai cité cette guérison comme autorité; j'aurais même dû la citer la première. Laennec a créé l'auscultation; le service qu'il a rendu est inappréciable; il deviendrait stérile cependant, si la thérapeutique ne se mettait à la hauteur du diagnostic.

La douzième observation du médecin de Haarlem vient ouvrir une nouvelle source d'étude. C'est à l'atmosphère artificielle que l'on attribue la cure de la maladie. J'ai vu le professeur Nosse : ce savant praticien se livre aujourd'hui à des expériences dans lesquelles il a confiance, d'après des améliorations obtenues. J'ai suivi un jour ce médecin dans sa clinique, les malades phthisiques que j'ai vus n'avaient pas encore été soumis à l'atmosphère artificielle dont parle le médecin de Haarlem. J'ai connu un individu qui, dans le service militaire, fut déclaré phthisique et renvoyé ; il a vu sa phthisie disparaître en devenant mégissier.

Tout est loin d'être dit sur les atmosphères artificielles. L'air comprimé de Pravas, les différentes compositions d'air de Beddoes, de Sutton, de Barton, de Scudamore, de Hastings, l'air froid des Américains, les voyages sur mer de Gilchrist, l'air des étables, des marais, des vapeurs animales, des bords de la mer, sont dignes de l'attention du médecin.

Le jeune malade de Schwalback nous fait

aborder un traitement que depuis longtemps on a préconisé, mais que les médecins ont toujours placé au nombre des moyens dangereux. On a rapporté assez souvent des cas de ponction de la poitrine : généralement ces cas étaient suivis de mort. J'ai vu le jeune malade de Schwalback : le docteur Muller junior l'a traité avec soin, ce jeune homme est parfaitement rétabli, et se prête volontiers à toute exploration.

Mais le cas le plus remarquable de la ponction de la poitrine est sans contredit celui du médecin suisse. Cette observation, racontée avec simplicité, m'avait déjà été rapportée par le docteur Gosse, qui ne voulut point se fier à sa mémoire. Il y a quelque chose d'héroïque dans la résolution du médecin de Vandœuvre, qui ouvre bravement sa poitrine de ses propres mains. Je dois dire, en passant, que le docteur Gosse attribue plus d'influence au nitrate d'or que ne le fait le malade.

Je publierai plus tard mes recherches et mes expériences sur la ponction de la poitrine. Ce qui précède démontre déjà qu'on peut vivre en la faisant ; je prouverai qu'on peut la faire beaucoup plus fréquemment qu'on ne le suppose ;

la nature indique cette opération par les voies qu'elle prépare et qu'elle s'ouvre elle-même.

En quittant Strasbourg et en descendant le Rhin jusqu'à Manheim, je rencontrai sur le pyroscaphe le docteur Parola, de Coni. Ce médecin est phthisique, il le sait, et il se soigne. Il a consacré plusieurs années à l'étude de cette terrible maladie, il est convaincu qu'on peut vivre longtemps avec des tubercules. Le docteur Parola prêchait un converti en me parlant ainsi. Il me confirma les bons effets du seigle ergoté dans les hémoptysies des phthisiques. Nul doute que ce médecin ne donne bientôt au monde savant le résultat de ses recherches et de ses observations sur la phthisie ; le docteur Parola ne peut manquer de nous instruire, en nous racontant comment il a réduit au silence les tubercules qu'il porte dans ses poumons.

M. le docteur Meessens de Gand est aussi phthisique. Il a envisagé sa position sans crainte, s'est mis à étudier son état et s'est occupé des moyens de le guérir. Je dois à ce médecin quelques renseignements sur l'huile de foie de morue et le lichen carraghen, mais ils trouve-

ront leur place dans le Mémoire que je publierai sur l'alimentation des phthisiques.

Mes confrères reconnaîtront sans doute le
désir que j'ai de proclamer ce qu'ils ont fait
dans cette sainte croisade. Si je ne cite pas tous
les auteurs qui ont écrit sur la phthisie, c'est
que je ne traite que de la guérison. Grand
nombre d'écrivains ont publié d'excellents ouvrages sur les moyens de prévenir la phthisie;
ces ouvrages se réduisent à des règles d'hygiène.
Leur place n'est donc pas ici, car ce n'est
pas de prévenir que je parle, mais de guérir, quand la phthisie elle-même est bien
déclarée. Dans la troisième édition de mon ouvrage sur l'éducation physique, ouvrage dans
lequel je traiterai au long de la prophylaxie
des maladies, je leur rendrai pleine justice.

Enfin, il me paraît évident pour tout homme
qui pense, que, dans le traitement d'une maladie qui présente des variétés si opposées, un
seul médicament, ni un système exclusif, ne
peuvent guérir. Mais c'est le talent du médecin
qui doit approprier les médicaments convenables pour chaque variété.

On guérit donc par le changement de localités.

On guérit à l'aide d'une atmosphère artificielle.

On guérit à l'aide des sédatifs et des calmants.

On guérit sous l'influence d'une température égale.

On guérit avec un traitement mercuriel.

On guérit avec un traitement antiscrofuleux.

On guérit avec un traitement antidartreux.

On guérit par l'antagonisme des maladies.

On guérit avec la ponction de la poitrine.

On guérit surtout sous l'influence d'une bonne alimentation et par l'engraissement.

Charles Pears a publié des observations de phthisies guéries par une alimentation tonique, et il suffit de lire des observations de phthisie, pour reconnaître que, lorsque les malades ont été guéris, ces malades ont eu les bienfaits d'une alimentation tonique. — Nourrir les malades est donc la condition indispensable de leur rétablissement, soit que l'on tende à l'isolement, à la séquestration des tubercules, soit qu'il y ait purulence des crachats, par conséquent ulcère des poumons.

A la vérité, l'alimentation des phthisiques

est chose très-difficile ; aussi ai-je dit qu'il y avait une science tout entière à créer. Les expériences de M. Rayé, expériences qui démontrent le bon effet de l'huile de raie et de foie de morue dans les phlegmasies chroniques de l'estomac , devraient amener les médecins à reconnaître que l'huile dont je parle a d'autres propriétés encore que de combattre les scrofules. J'en dirai autant du lichen carraghen, peu connu en France.

L'huile de foie de morue remplit toutes les conditions d'un aliment. Nous lisons, dans le voyage du capitaine Ross dans les mers polaires, que les aliments étant rares, et ses matelots commençant à être affectés de scrofule et de scorbut, il leur fit prendre de l'huile de poisson, et qu'à l'aide de cette nourriture, il les guérit et les préserva.

Ce n'est pas ici le moment d'entrer dans des détails sur la dilatation du poumon, et sur l'engraissement des phthisiques. Je réserve ces détails pour un prochain Mémoire, et je n'indique ces moyens que pour prendre date. D'ailleurs, le but que je me suis proposé dans cet écrit est seulement de combattre un préjugé fatal. Ce que j'ai voulu, ce que je veux encore, c'est de prouver que la phthisie est curable; c'est de prouver surtout qu'elle a été guérie dans différents lieux; que ces cures sont avouées par de grands médecins, qu'elles sont incontestables, et qu'elles suffisent pour imposer aux médecins ordinaires le devoir d'étudier de nouveau, d'étudier sans préjugé, et de traiter leurs malades avec plus de confiance. Aborder un malade avec la conviction qu'il est incurable, ce n'est pas faire de la médecine, c'est faire des momeries et des grimaces, c'est tromper sciemment.

Des milliers d'autopsies ont déjà prouvé que la phthisie est curable, mais ce sont des preuves après la mort; j'ai préféré donner des preuves pendant la vie; des recherches cadavériques ont établi ce premier fait, des recherches vivantes établissent le second. M. le docteur Félix Boudet, à qui la science doit déjà tant, et qui est infatigable dans ses recherches, m'a dit avoir trouvé des tubercules à différents états chez vingt-trois individus morts, à la Charité, de maladies étrangères à la poitrine. Cet honorable confrère croit les tubercules plus communs qu'on ne le pense.

J'ai mis sous les yeux des lecteurs quelques-uns des éléments qui prouvent que la phthisie est curable. Si je citais tous les cas que je possède, *plusieurs volumes ne sauraient suffire*. Je cite à dessein des observations appartenant à des hommes dont le savoir est incontestable, pour mettre fin aux objections banales de ces esprits légers qui doutent de tout, et qui viennent vous dire, quand on leur parle de *guérison* de phthisie, que la phthisie n'était pas une phthisie, mais une bronchite.

Peut-on croire que des hommes tels que Rush, Portal, Barthez, Andral, Clark, Williams, Caisergues, Stokes, Chelius, Bricheteau, Hufeland, et tous ceux que j'ai cités, qui sont à la tête de la profession médicale dans leur pays, ne savent pas distinguer une phthisie d'une bronchite? Que l'on cesse de décourager les malades par de si tristes objections! L'étude, l'observation, la méditation, amèneront infailliblement les médecins de bonne foi à une opinion plus consolante. Si l'on se contentait de dire que la phthisie est une maladie très-grave, qu'elle présente d'innombrables difficultés, qu'elle réclame une attention des plus sérieuses, et un véritable dévouement de la part du médecin qui la traite, je n'aurais rien à répondre.

Enfin, quel avantage peut retirer le malade de l'opinion que la phthisie est incurable? Aucun que je sache.

Si on a lu attentivement ce qui précède, on a pu remarquer que presque tous les malades atteints de phthisie avancée avaient été abandonnés. — Les médecins les avaient *condamnés;* mais les malades ont fait appel, et démontré que le pronostic des médecins est loin d'être infaillible.

Indépendamment du mal que produit sur le moral des malades le fatal préjugé que la phthisie est incurable, d'autres dangers résultent de cette opinion. En effet, on ne saurait assez le déplorer, non-seulement par rapport à la phthisie, mais encore par rapport aux maladies avec lesquelles on peut la confondre. — Les médecins sceptiques, qui prétendent que les phthisies guéries ne sont pas des phthisies, mais des bronchites chroniques, ne donnent pas les moyens de distinguer ces deux maladies. Si la confusion est possible pour ceux qui traitent la phthisie avec l'espoir de la guérir, elle est possible aussi pour ceux qui la traitent sans espoir.

Mais quel est le résultat du pyrrhonisme de ces derniers? c'est que, ne pouvant toujours distinguer une bronchite chronique d'une phthisie, ils abandonnent la bronchite chronique comme ils abandonnent la phthisie; de sorte qu'en réalité ces médecins désespérants s'exposent à abandonner les malades dans deux des affections les plus graves auxquelles l'espèce humaine est sujette. Voilà, certes, un triste sujet de gloire. On ne veut pas admettre la guérison de la phthisie, parce qu'on peut confondre la phthisie avec la bronchite chronique, et l'on s'expose à laisser ces deux maladies sans traitement!!

La bronchite chronique et la phthisie n'ontelles pas des caractères communs dans plusieurs circonstances? Examinons les symptômes de ces deux maladies et comparons-les:

Bronchite. — Symptômes.

La bronchite causée communément par une impression de froid, étant négligée, passe à l'état chronique. Il y a alors *oppression*, sentiment de *resserrement* de la *poitrine*. — *Toux sèche* sans expectoration, d'autres fois avec expectoration; faible d'abord, copieuse plus tard; *glaireuse* et *écumeuse*, dans un état plus avancé; *muco-purulente* et *purulente* même, quelquefois accompagnée de stries de sang; *fièvre* plus forte vers le soir. — L'expectoration est tantôt *inodore*, tantôt *fétide*. Il y a quelquefois grande prostration des forces. — L'auscultation ne donne que des symptômes négatifs, lorsque la bronchite occupe les grosses bronches. Dans le cours de la maladie, on peut entendre le *râle sec*, *sibilant*, *ronflant*; puis toutes les variétés du râle *humide, sous-crépitant, muqueux*, et même parfois le *gargouillement*. Dans quelques cas de dilatation des bronches, on peut entendre la *pectoriloquie*. Dans quelques circonstances, l'économie tout entière participe à l'affection bronchique; les malades s'affaiblissent, le dépérissement survient, la fièvre hectique se prononce, et les malades meurent dans le dernier degré de marasme.

Phthisie. — Symptômes.

La phthisie tuberculeuse débute ordinairement par une *petite toux sèche*, si légère, qu'on s'y accoutume avant de s'en occuper. La respiration est plus aisément activée par l'exercice. — Le malade perd ses forces; le pouls est plus fréquent, plus petit, plus vif; la moindre excitation augmente la toux, surtout pendant la nuit. Il y a *oppression, serrement de la poitrine*, l'expectoration commence, *glaireuse, écumeuse* d'abord; bientôt elle devient abondante, surtout le matin. — Les *crachats sont teints de sang*, quelquefois *inodores*, d'autres fois *fétides*. Les symptômes et la fièvre augmentent vers le soir. Il y a quelquefois des rémittences, d'autres fois exacerbation. — L'auscultation présente une respiration bronchique. — Des *râles muqueux, sous-muqueux* et *sibilants*; la *résonnance* de la voix est accrue. Dans un état plus avancé, on entend une espèce de *râle humide*, que l'on a appelé *gargouillement*. Enfin, la *pectoriloquie* est un des symptômes les plus caractéristiques de l'existence d'une caverne. Quand ces symptômes continuent sans arrêt, le malade perd ses forces, maigrit; la fièvre hectique se prononce, et les malades meurent dans le dernier degré de marasme.

Je le demande à tout homme de bonne foi, avec tant de symptômes semblables, l'erreur n'est-elle pas aisée pour les médecins super-ficiels, qui n'ont pas fait une étude spéciale de cette maladie? La *pectoriloquie* est dans la phthisie le symptôme le plus commun sur lequel on se fonde d'après l'auscultation pour prononcer sur l'existence d'une caverne. Mais qui ne sait que les bronches se dilatent quelquefois au point de pouvoir loger une noix, et de former une espèce de caverne? Ecoutez M. Andral :

« Il faut reconnaître qu'il y a des cas où la « pectoriloquie et la bronchophonie se confon-« dent par de telles nuances, qu'il devient bien « difficile de les distinguer; d'ailleurs la pec-« toriloquie bien évidente, parfaite, est un « phénomène assez rare; il arrive bien plus « souvent qu'on ne trouve à sa place que du « *gargouillement.* »

Lorsque je passai ma thèse, j'avais pour président M. Andral, et M. Piorry était un des examinateurs. Ce dernier s'avisa par forme d'examen de *soutenir* que la percussion était plus sûre que l'auscultation dans le diagnostic des maladies pulmonaires. Je soutins le contraire avec assez d'avantage pour mériter l'approbation flatteuse de mes examinateurs ; mais je me souviens, car on n'oublie pas ces choses-là, que je terminai mon examen par cette proposition : « Le fait est que l'auscultation et la percussion sont d'excellents moyens entre les mains de médecins instruits, mais qu'elles ne peuvent pas garder contre l'erreur ceux qui ne le sont pas. »

Ce que je disais alors, je le dis encore aujourd'hui ; rien ne peut protéger un malade contre l'ignorance et le scepticisme de son médecin. En vain la science a fait des progrès, en vain les hommes ont fait des découvertes ; ces progrès et ces découvertes sont comme non avenus, le médecin embourbé dans la fange des préjugés y reste, et il a intérêt à maintenir et à propager l'opinion qui favorise son ignorance et sa routine.

S'il était sans danger de dire que les phthisies guéries sont des bronchites chroniques, on pourrait négliger de faire attention à cette opinion gratuite ; mais comme la bronchite chronique a beaucoup de points de contact et de rapports avec la phthisie, comme les symptômes de ces maladies peuvent aisément se confondre, ne pas combattre ce préjugé, c'est exposer les malades atteints de bronchite chronique, à être considérés comme phthisiques, et à être abandonnés à eux-mêmes comme incurables.

L'opinion que je soutiens, sur la curabilité de la phthisie, met au contraire le médecin dans la nécessité de s'occuper avec intelligence de son malade, et avec chance de succès, que la maladie soit une phthisie ou une bronchite chronique. Combien de malades, atteints de bronchites chroniques, ont pu mourir sans traitement et sans secours, parce que leurs médecins, se trompant, les avaient considérés comme phthisiques incurables!

Les médecins qui ne croient pas à la guérison de la phthisie, et qui ont le malheur de laisser connaître à leurs malades cette fatale incrédulité, ne savent pas tout le mal qu'ils font. Il y a dans la pensée sans espoir un poison aussi funeste que les virus les plus puissants. Le malade qui n'espère plus est sans courage, sans force ; ses fibres, relâchées, manquent de ton et de résistance ; semblable à ces patients que l'on porte au supplice, le malade découragé est frappé de mort avant que la mort vienne. Le chagrin mine et ronge les *stamina* de la vie.

Mon ami le docteur Mayor, ce chaleureux apôtre du progrès, m'a communiqué les faits suivants :

« Deux très-anciens et habiles praticiens de cette ville, MM. Verdut et Rugger, avaient successivement et conjointement donné des soins à un artisan pour une affection grave de poitrine, et tous deux avaient fini par le déclarer sans ressource. Je fus consulté, quoique jeune et débutant à Lausanne, et je partageai l'opinion de mes confrères. Je mis cependant le malade au régime du lait, à la gelée de lichen, à l'extrait de ciguë à doses croissantes, à de petits moxas, à la flanelle sur tout le corps, et j'eus le plaisir de le voir se rétablir et vivre encore plusieurs années. »

« Une jeune demoiselle, originaire aussi de cette ville, et qui habitait la capitale du Wurtemberg, nous fut renvoyée par ses médecins comme menacée et peut-être atteinte de phthisie. — Le même traitement joint à l'exercice sur une ânesse, et plus tard sur un cheval, eut un résultat assez prompt et si heureux, que cette jeune personne est aujourd'hui encore bien portante.

« Je soignais, à peu près à la même époque, un jeune homme qui m'était envoyé comme poitrinaire, et que je soutenais tant bien que mal, au physique comme au moral, lorsque venant à m'absenter pendant deux jours, un ami crut devoir lui amener un confrère, lequel appartenait à la secte religieuse des méthodistes, *vulgo momiers*. — Il vit tout d'abord une âme en danger, me blâma hautement d'avoir laissé ignorer à ce malheureux le péril qu'il courait, et s'empressa de lui annoncer qu'il n'y avait absolument rien à faire pour sauver le corps, et qu'il ne fallait plus s'occuper que de l'âme. A mon retour, je trouvai mon malade au désespoir ; il ne tarda pas à expirer au milieu des plus cruelles angoisses, car il tenait à la vie. »

« Mon ami Allez, médecin des plus distingués de Lausanne, vient de me citer un cas tout pareil. — Docteur, comment trouvez-vous monsieur P. ? lui demanda un jour un marin anglais, également méthodiste. — Il est très-mal, et je doute fort que je parvienne à le rétablir, répondit le docteur. Là-dessus, le vieux capitaine s'empressa d'accourir chez le poitrinaire auquel il prenait un si vif intérêt, et lui révéla brusquement ce à quoi il ne s'attendait guère, c'est-à-dire qu'il ne lui restait plus d'autre espoir que de recommander son âme à Dieu. — C'est ce qu'il eut à peine le loisir de faire, tant la nouvelle inattendue que lui apportait son imprudent et dévot ami avait agi à la façon d'un coup homicide. — Avis aux médecins d'être discrets. »

« L'homme le plus courageux et le plus résigné, dit le docteur Richond, n'entend jamais sans une profonde émotion l'arrêt fatal que porte un médecin, et celui-ci serait coupable d'obéir à la lettre à ses volontés. Notre science est-elle arrivée à un tel degré de perfection que nous ne puissions jamais nous tromper, et la nature n'opère-t-elle de cures que celles que nous avions prévues? Non sans doute. Sachons donc conserver les faibles ressources qui nous restent, et n'ayons jamais le regret d'avoir accéléré le moment de la mort. »

On rapporte que le grand médecin de la

Prusse, Hufeland, eut un jour le malheur de croire au stoïcisme d'un officier prussien, son malade : « Suis-je perdu? lui dit ce jeune officier. — Hélas ! dit Hufeland, je n'espère plus rien. » Hufeland sortit, et, une heure après, il eut la douleur d'apprendre que ce jeune homme s'était brûlé la cervelle.

Hufeland était presque aussi coupable que son malade.

Quelles merveilles, au contraire, n'a-t-on pas vues résulter de l'espérance et de la joie ! Je ne veux en citer qu'un fait, et ce fait prouvera tout à la fois que la phthisie est curable, et que le moral a la plus grande influence sur sa guérison.

Broussais rapporte que les soldats français reçus dans les hôpitaux de la Hollande devenaient phthisiques. Cette observation s'est vérifiée plusieurs fois. On sait que la nostalgie est commune chez les jeunes soldats. Le docteur Gobey, de Leyde, renvoie tous ses soldats phthisiques dans leurs familles, et ils s'en trouvent bien.

A la fin des grandes guerres, un régiment suisse, en garnison en Hollande, fut presque épidémiquement atteint de nostalgie. Cette nostalgie se changeait promptement en phthisie. Le vulgaire des médecins disait alors, comme aujourd'hui, que la phthisie était incurable, et qu'il n'y avait rien à faire. Les malheureux Suisses, abandonnés à eux-mêmes, allaient périr à l'hôpital. Le régiment était décimé. Le Conseil s'assembla, et un médecin, plus philosophe que ses confrères, conseilla de renvoyer en Suisse tous les malades nostalgiques atteints de symptômes de phthisie ; son conseil fut suivi.

Chose admirable, et très-intelligible pour ceux qui comprennent le pouvoir de l'âme sur le corps; tous les symptômes de cette phthisie nostalgique se modifiaient pendant le voyage à chaque pas et disparaissaient peu à peu, à tel point que presque tous les soldats, ceux-là même qui avaient été *déclarés phthisiques*, à leur départ de Hollande, arrivèrent guéris dans leurs chaumières !!!

Avec de tels faits, je le demande à tout homme impartial, peut-on dire que la phthisie est incurable?

FIN.

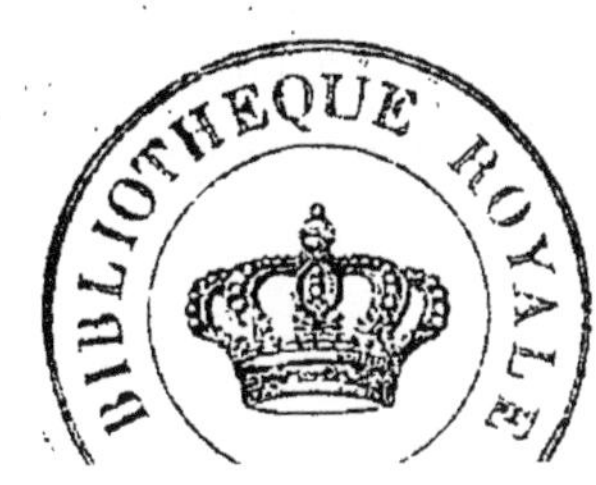

TABLE DES MATIÈRES.

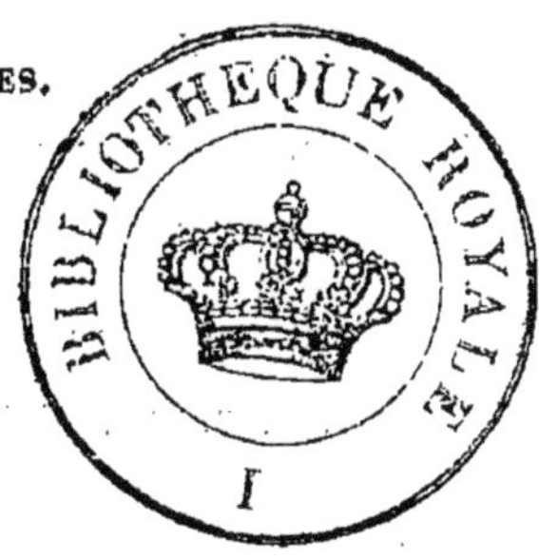